Renée Bonanomi | Katarina Michel

Heilung geschieht im Bewusstsein

Renée Bonanomi
Katarina Michel

HEILUNG
geschieht
im BEWUSSTSEIN

Aquamarin Verlag

Originalausgabe

1. Auflage 2025

Aquamarin Verlag GmbH • Voglherd 1 • D-85567 Grafing

www.aquamarin-verlag.de

Kontakt: kontakt@aquamarin-verlag.de

Umschlaggestaltung: Annette Wagner

Druck: Generál Nyomda

ISBN 978-3-89427-954-7

Inhalt

Einleitung

Als sich Renée Bonanomi Ende des Jahres 2014 dazu entschied, sich aus der Öffentlichkeit zurückzuziehen, war das für viele ihrer Freunde und Klienten eine Überraschung; denn ihre Dynamik, Klarheit und Weisheit sowie ihre innere Kraft schienen unerschöpflich zu sein. Diese Qualitäten übertrugen sich zumeist übergangslos auf jene, die mit ihr durch Seminare, Meditationskurse oder Behandlungen in Kontakt kamen. Doch genau diese innere Klarheit war es auch, die sie zu dieser Entscheidung führte – nach dreißig aktiven Jahren nunmehr ihre Aufmerksamkeit vollkommen dem inneren Leben zu widmen. Für viele brachte Renées Entscheidung eine gewisse Leere mit sich. Die bekannte „Mittwoch-Meditationsgruppe" in Schönbühl bei Bern hatte sich jahrelang regelmäßig getroffen und war in gewissem Sinne eine kleine Sicherheit für alle Suchenden (oder Findenden). Ein Mittwoch in Schönbühl war immer ein Tag der besonderen Begegnungen – häufig mit sich selbst.

Diese Verbindung auf der äußeren Ebene besteht nun nicht mehr; doch die innere Verbundenheit wird bleiben und Bestand haben! Renée ist über die Seelenverwandtschaft und über ihre Bücher weiterhin erreichbar, wie aus vielen Erfahrungsberichten deutlich wird.

„Wer mich sucht, findet mich über die Liebe", sagte Renée in einem ihrer letzten Seminare. Auch wenn das für manch einen, der Renée nicht persönlich kennen lernen konnte, leicht esoterisch klingen mag: Diese Aussage entspringt einer grundlegenden Wahrheit und ist in der Tiefe sehr einfach. Sie fordert eine geistige Auseinandersetzung darüber, was sie im Kern bedeutet. Was ist damit gemeint, eine Suche über die Liebe zu beginnen?

Neugier ist eine starke Antriebskraft für inneres Wachstum. Neugier begleitet uns bei der Lektüre eines Buches, wenn wir in eine andere Welt versunken sind, in der wir uns selbst neu finden und erleben. Was für ein herrliches Gefühl! Wenn sich Neugier, geistige Offenheit und Liebe verbinden, dann entsteht eine Leidenschaft für das Erkennen.

Als Renée und ich in den letzten vier Jahren an zwei Büchern über Heilung gearbeitet haben, gefolgt von vielen wunderschönen Briefen unserer Leserinnen und Leser, hatten wir eigentlich angenommen, dass das Thema Heilung von unserer Seite her ausgeschöpft war. Bis durch einen kurzen Satz von Renée erneut dieses Urgefühl der „Neugier zum Verstehen“ in mir geweckt wurde: „Die wahre Heilung kann nur durch das Bewusstsein kommen“, so sagte sie eines Tages. In dieser radikalen, fast provokanten Aussage liegt eine tiefe Weisheit verborgen. Dieser Satz hat mir keine Ruhe mehr gelassen. Ich wollte wirklich verstehen, wirklich wissen, was es für einen Menschen, für die Bewältigung des Alltags, für das Leben bedeutet, wenn die wahre Heilung ausschließlich durch das Bewusstsein kommt.

Renée ist eine ungemein lebendige Lehrerin. Sie verfügt über eine ausdrucksstarke, meist sehr bildhafte Sprache. Diese Sprachbilder auf wenigen Seiten zu komprimieren und in ihrer Essenz wiederzugeben, stellte eine große Herausforderung dar. Manche Passagen mögen auf den ersten Blick etwas ‚theoretisch‘ wirken, doch es lohnt ungemein, sich diese ‚Theorie‘ aufmerksam zu erarbeiten. Der Weg, den Renée hin zu einem „heilenden Bewusstsein“ aufzeigt, lässt sich nur beschreiten, wenn man gewisse psychologische Grundbausteine des Menschseins verstanden hat.

In den „Im Gespräch“ überschriebenen Passagen kommt dann wieder Renées Temperament im lebendigen Dialog zum Vorschein. Diese Gespräche waren immer charakterisiert durch ihre vor Lebenskraft pulsierende Präsenz, ihren herrlichen Humor und ihre einzigartige Lebensweisheit. So zeichnen die beiden Text-Blöcke ein relativ umfassendes Portrait ihrer vielfältigen Persönlichkeit.

Die Menschheit feiert im 21. Jahrhundert einerseits unglaubliche medizinische (meist technische) Fortschritte, andererseits öffnet sie sich wie nie zuvor für neue Heilungsmethoden, die ebenso alternativ wie effektiv sind. Viele von ihnen schöpfen aus den unterschiedlichsten Kräften der Natur; doch eine KRAFT scheint noch weitgehend unerkannt und fast mysteriös zu sein – das wahre eigene ICH, das erwachte Bewusstsein des Einzelnen! Auch im 21. Jahrhundert steht die menschliche Einsicht erst am Anfang der Erkenntnis der wahren Tiefe des BEWUSSTSEINS. Das Wort als solches ist zwar bekannt, doch jeder hat eine eigene Vorstellung von seinem Inhalt und seiner vollen Bedeutung. Was meint bewusstes SEIN?

Ich denke, jeder ahnt tief in sich, dass sein „ICH“ oder sein wahres „SELBST“ mehr ist als nur das, was man im Alltag als Ego oder als Person bezeichnet. Es geht also um etwas Tieferes, Substanzielleres – um das WESEN des Menschen.

„Wir leben jetzt in einer Zeit, wo der Mensch allmählich seine neue Form, seine feinstoffliche Form entdeckt. Diese Form bindet nicht mehr im Äußeren und ist ohne Schuld und Fehler, weil sie die vollkommene Liebe ist“, ließ mich Renée während eines unserer vielen Gespräche wissen. „Wir lernen schrittweise, uns vollkommen bewusst zu sein. Wir erkennen immer deutlicher, dass in unserem Leben nie etwas ohne Sinn geschieht. Es ereignet sich nichts, ohne dass wir daraus lernen könnten. Auch das Wort Schicksal bedeutet, dass man stets etwas zu lernen hat. Lernen, um zu erkennen und Bewusstsein zu entwickeln. Es ist ein Entwicklungssprung, den wir gerade durchleben."

Ist es vielleicht so, dass die von vielen Seiten vorhergesagte Veränderung in der menschlichen Evolution nicht, wie bis jetzt immer erwartet, von außen kommt, sondern in Wahrheit im Inneren stattfindet? Allein durch das Erkennen. Allein im Bewusstsein!

Welche Lebensaufgabe wartet auf den Menschen in der Zukunft? Was wird seine Bestimmung sein? Welche Gesellschaftsformen werden sich herauskristallisieren, wenn der Mensch nicht mehr vorrangig nach außen orientiert und an Erwartungen gebunden ist, sondern wenn er durch sein inneres Wachstum und seine immer stärker ausgeprägte Freiheit selbst entscheiden kann, was für ihn wichtig ist? Eine alte Utopie oder eine neue Vision?

Viele neue Fragen treten auf, wenn man sich auf diesen Entwicklungssprung in der Bewusstseinsumwandlung einlässt und sich zugesteht, dass dieser Prozess unendlich ist. Es kann sogar heilsam und beruhigend wirken, zu wissen, dass man sich an bestimmte gesellschaftliche oder konfessionelle Vorgaben nicht mehr zu halten hat. So entwickelt der Einzelne in seiner täglichen Sinnsuche eine neue Freiheit und Ungebundenheit. Nur wenn man sich in dieser Freiheit auf den WEG macht, kann man auch an sein ganz persönliches ZIEL gelangen!

Über Jahrzehnte hinweg hat Renée durch ihre Arbeit im Bereich der Heilung Menschen dazu geführt zu verstehen, was ein „wahres Ich" ist: Ein ICH, das sich kennt und sich liebt. Ein ICH, das nicht auf ein DU fixiert ist, sondern durch das Erkennen des „Ich bin" einen Sinn in allem findet und zu einer neuen, feinstofflicheren Form heranwächst, zu einem erwachten Bewusstsein. Das ist der wahre Weg der Heilung.

Auch wenn es für die Zukunft verschiedene Prognosen und Analysen gibt, ist die Essenz einfach und unverrückbar: Die Zukunft ist das, was im Jetzt gelebt wird. Aus der Perspektive eines erwachten Ichs, eines bewussten „Ich bin", hat die Zukunft eine andere Qualität. Sie ist nicht mehr ein fernes Ziel, ein Anhaltspunkt in der Unendlichkeit, sondern sie ist ein Teil der Ewigkeit. In dieser Erkenntnis liegt ein immenser qualitativer Unterschied!

Wir sind als Menschheit gerade dabei, die Ewigkeit in uns zu entdecken. Daher lautet die zentrale Botschaft von Renée Bonanomi: „Erweckt das Ewige, das unvergängliche Wissen und die unsterbliche Liebe in jedem von euch!"

Katarina Michel

1

Das Persönlichkeitsbewusstsein

Das erwachte Bewusstsein durchdringt alles. Es ist im Verborgenen stets vorhanden, unabhängig davon, ob der Mensch es in seinem Erdendasein entfaltet hat und damit einen Zugang zu seiner wahren Größe besitzt.

Was wir Bewusstsein nennen, wird im Alltag nur fragmentarisch genutzt. Der eine kann mehr Fragmente zu einer Einheit zusammensetzen, der andere weniger. Dabei macht die Gehirnkapazität nur einen kleinen Teil des Bewusstseins aus. Auch davon nutzt der Mensch, laut der modernen Gehirnforschung, nur etwa ein Zehntel. Der Rest ist noch unentwickelt und wird daher nicht genutzt, da für das reine Überleben ein Bruchteil schon ausreicht. Gerade die westliche Luxusgesellschaft kann der Ausgangspunkt sein für eine neue „Geisteswissenschaft“, die versucht, das umfassende, ganzheitliche Bewusstsein zu erschließen; denn der materielle Überfluss ist natürlich in keiner Weise mit Vollkommenheit oder wirklicher FÜLLE gleichzusetzen.

Das vollkommene Bewusstsein ist ewig existent, doch um es zu erkennen, muss der Mensch aufwachen. Die Suche nach dem Selbst, ein religiöses Streben, das sich durch Rückbindung definiert, ist der Weg vom Nicht-Wissen hin zu wahrer Weisheit. Jede Erkenntnis ist ein Fragment des großen Ganzen.

Ein wichtiges Fragment dieser Suche nach dem erwachten Bewusstsein ist das Ego. Es kennt sich noch nicht, reflektiert nicht sich selbst und ist geprägt durch das starke Bedürfnis, sich an etwas oder jemanden zu binden. Es benötigt die äußere Welt für seine Existenz, für sein Überleben. Das Ego ist an Gewohnheiten, Traditionen und Strukturen gebunden. Um sich selbst zu spüren, sucht es nach einem „Du". Dadurch erlangt es Sicherheit, die ihm das Überleben erleichtert. Eine Stärke des Egos ist das Äußern seiner Wünsche! Der geistig schlafende Mensch unternimmt alles, damit diese erfüllt werden.

„Ich wünsche mir, dass du endlich kapierst, wie wichtig es ist, unseren Familienbetrieb weiterzuführen und die Familientradition nicht zu verraten!" Das bekam ein junger Mann einmal von seinem Vater zu hören. Er hatte die Arbeit seines Vaters immer geschätzt, wollte selber jedoch lieber Biochemiker statt Maschinenbau-Ingenieur sein. Er verfolgte dann aber nicht seine eigenen Ziele, sondern ord-

nete sich der „Tradition" unter. Auf gleiche Weise übte der Vater sein dominantes Verhalten auch dem anderen Sohn gegenüber aus. Was seiner Meinung nach nicht mit der Familientradition übereinstimmte, ließ er nicht durchgehen. Durch diese diktatorische Vorgehensweise erreichte er, was er wollte. Beide Söhne traten in seine Fußstapfen und führten das Familienunternehmen weiter. Dies ging so lange gut, bis es zu einem Konflikt zwischen den beiden kam, der die ganze Entwicklung der Firma, wie sie sich der Vater vorgestellt hatte, in große Schwierigkeiten stürzte. Durch diesen Konflikt brachen die wahren eigenen Interessen der Söhne hervor, und ihre echte Lebenseinstellung war gefragt. Nach der Tradition zu handeln, brachte die Firma und die Männer an diesem Punkt nicht weiter. Sie zerstritten sich. Für den Vater war es schwer, sich das mit anzuschauen. Er konnte diesen Konflikt der Söhne nicht ertragen und erlitt einen Herzinfarkt. Erst dadurch erkannte er, wie streng er gelebt und gehandelt und wie dominant er seine Vorstellungen und Erwartungen in den Vordergrund gestellt hatte, ohne hinzuschauen, ob diese überhaupt mit dem wahren Leben übereinstimmten. Die Frage nach dem, was im Leben wirklich zählt, stellte er sich ernsthaft erstmals in seiner Genesungsphase. Dies war der Beginn eines umfassenden Heilungsprozesses für alle Beteiligten.

Alltägliche Pflichten bedeuten das Erfüllen von Aufgaben und Ansprüchen: „Ich muss dieses und jenes erledigen, damit die Aufgabe (und der damit verbundene Anspruch an mich) erfüllt ist!“ Genauso verhält es sich mit der Forderung: „Wenn du nicht dieses und jenes erledigst, bin ich unzufrieden!“ Ist dieses Prinzip von Ursache-Wirkung nicht vielleicht eine große Illusion? Zweifelsfrei, aber dennoch scheint es ein Teil des nötigen Prozesses für die Evolution des menschlichen Geistes zu sein. Das Äußere ist der Spiegel zur Erkenntnis. Jeder Spiegel ist allerdings auch nur ein Fragment. Dabei ist es bedeutsam, sich zu überlegen, aus welchem Grund man wie handelt. Jede Handlung entspringt einem Anlass oder einem Motiv. Jede Rolle, die man übernimmt, hat eine Ursache und basiert auf gesellschaftlichen Normen. Man lebt und spielt diese Rolle, weil man sich dadurch Bedürfnisse erfüllt. Man muss einer Arbeit nachgehen, um Geld zu verdienen. Man sucht nach Liebe, um sich nicht einsam zu fühlen. Man hofft auf Anerkennung, um sich so Bestätigung zu holen. Die eigenen Qualitäten entfalten sich auf dieser Entwicklungsstufe noch nicht durch einen selbst, sondern beruhen allein auf äußeren Vorgaben. Diese Anfangsphase ist gekennzeichnet durch das: „Ich brauche!“

Diese Entwicklungsstufe ist ein Teil des Weges zum „ICH BIN!“ Das innere Unerkannte wird nach und nach erkannt durch das Äußere. Man erkennt sich in einem „Du“ durch soziale Bindungen und alltägliche Aufgaben. Das Ich ist fasziniert von der äußeren Welt, von einem Du. Das jedoch spiegelt nur die Wirklichkeit, und das Ich erkennt noch nicht, dass in Wahrheit nur eine Spiegelung vorliegt. Das Ich entdeckt zwar etwas von sich durch diese Spiegelung, glaubt aber, dass die Spiegelung schon das große Ganze sei. Dabei ist die Spiegelung nur ein Fragment des erwachten Bewusstseins.

Das Ego findet solche Spiegelungen auch in den sozialen Medien. Um sich selbst zu spüren, um sich angenommen und geliebt zu fühlen, und um das eigene Selbstwertgefühl zu steigern, machen Menschen die verschiedensten privaten Bilder und Berichte der Öffentlichkeit auf Internet-Plattformen zugänglich. Das ist ein wichtiges Spiel für das Ego, wenn es im Innersten seine Existenz noch nicht erkannt hat. Diese fehlende Erkenntnis spiegelt dem Ego die Umgebung, in diesem Fall in Form des Social-Media-Lebens. Dadurch kommt dem Internet und den in ihm agierenden Kommunikationsformen nicht nur die Aufgabe zu, Informationen auszutauschen und weiterzugeben, sondern es dient auf wundersame Weise auch dem Ego auf seinem Weg zur Selbsterkenntnis. Es ist ein wichtiger individueller Prozess jedes Einzelnen, schrittweise zu erkennen, dass er sein Selbstwertgefühl nicht über sogenannte Facebook-„Freunde" entwickeln kann.

Im Beziehungsfeld finden sich viele typische Beispiele für eine Spiegelung zwischen dem noch nicht wissenden Ich und der Projektionsfläche „Du". In jedem von uns lebt das starke Bedürfnis nach Liebe, Anerkennung und Geborgenheit. Dieses Bedürfnis soll das „Du“ erfüllen. Dabei lebt die Liebe in jedem. Sie wird jedoch auf dieser Entwicklungsstufe noch nicht erkannt. Deshalb gibt diese Liebe den Befehl, sich nach außen zu binden, weil sie das Bedürfnis hat, ihr Wesen auszuleben. Dadurch wird diese Liebe egoistisch. Sie verwirklicht nicht ihr wahres Wesen, sondern sie will äußerlich durch ein „Du“ erfüllt werden. Das ist ein natürlicher sozialer Prozess. Eine Bindung ist vonnöten, um eine Persönlichkeitsentwicklung herbeizuführen.

Am Anfang einer Beziehung ist der Partner eine wichtige Identifikationsperson. Man tut gerne alles, was der andere will, um Harmonie, Ruhe und Nähe zu bewahren. Nicht selten findet man sich dadurch in Situationen wieder, die man von sich aus nicht wählen würde. Man stellt sich diesen nur des Partners wegen.

Das Beispiel von Luis mag das verdeutlichen. Luis hatte ein starkes Bedürfnis nach Nähe, Geborgenheit und Stabilität in der Partnerschaft. Dreimal war er enttäuscht worden, trotzdem wollte er es weiter versuchen. Sein Bedürfnis war stark und hatte ihn dazu motiviert, trotz der früheren negativen Erfahrungen weiter auf die Suche zu gehen. Als er Anne kennenlernte, war er begeistert und ganz sicher, endlich die Richtige gefunden zu haben. Er glaubte, mit seinen nun zweiundvierzig Jahren endlich reif genug für eine normale, stabile Partnerschaft zu sein. Anne war eine begeisterte Taucherin und hatte die Sommerzeit immer mit Reisen verbracht. Daher hatte sich Luis kurz nach dem Kennenlernen für einen Tauchkurs angemeldet, damit er dieses Hobby mit ihr gemeinsam genießen konnte. Er war sich ganz sicher, dass gemeinsame Hobbys für eine glückliche Beziehung wichtig sind. Er hatte sich zwar nie sehr viel für Sport interessiert, suchte aber immer Partnerinnen, die sportlich sehr aktiv waren. Mit einer lernte er Klettern und bestieg Berge, mit einer anderen ging er auf Radtouren. Er belegte stets Kurse, machte Ausbildungen und trainierte, um seinen Partnerinnen folgen zu können. Er hielt diese Mühe für einen Beweis seiner Liebe und Wertschätzung. Das war zwar einerseits richtig, andererseits fühlte er sich aber schnell leer und nicht wirklich angenommen. Er war der Meinung, er tue sehr viel, bekäme aber nicht das zurück, was er investiert hatte. Er dachte eher wie ein Geschäftspartner; doch in der Liebe herrschen ganz andere Gesetze.

Auch mit Anne war es daher nicht anders; denn nach dem Tauchurlaub kehrte er unzufrieden, enttäuscht und müde nach Hause zurück. Seine Überzeugung, was Gemeinsamkeiten anbelangte, war auf den Kopf gestellt – er sah als einzigen Ausweg nur noch die Trennung. Während einer Behandlung wurde ihm jedoch plötzlich klar, dass er für eine wirkliche Veränderung bei sich selbst beginnen müsse. Nicht ein erneuter Wechsel der Partnerin, sondern nur eine neue Ansicht über sich und sein Leben konnte seine Situation ändern. Es waren nicht seine Partnerinnen, die ihm bestimmte Handlungen auferlegten, sondern sein Bedürfnis nach Liebe und Geborgenheit ließ ihn freiwillig diese Rollen übernehmen. Doch es war immer nur eine scheinbare Geborgenheit, die er dadurch erreichte.

Luis hatte stets erwartet, dass seine Partnerin ihm ein Gefühl von Nähe vermittelte, wenn er eine neue Sportart erlernte, um mit ihr zusammen sein zu können. Jedoch erreicht man Nähe nur, wenn man sich auf eine Person einlässt, nicht auf eine neue Sportart. Die Fragen: „Warum mache ich das? Was fehlt mir?", führten ihn zum Umdenken und zur Suche nach sich selbst.

Durch äußere Bindungen entstehen Erwartungen. Auch Rollenverhältnisse, egal ob zwischen Männern und Frauen oder zwischen Opfern und Tätern, sind auf äußere Bindungen zurückzuführen. Die darauf aufbauenden Erwartungen soll ein „Du" erfüllen. Man will zurückbekommen, was man gegeben hat. Die Wunscherfüllung ist die Basis für die Existenz des Egos. Wenn die Wünsche unerfüllt bleiben, sieht sich das Ego als Opfer seines Schicksals, das ihm wiederum vorkommt wie ein Täter. Teil dieses Spiels sind die Vergleiche mit anderen. Wenn die anderen in dieser Sichtweise ein weniger schweres Schicksal zu haben scheinen, wird die Opferhaltung des „Ich" noch verstärkt.

Das bindende Ego trennt noch. Es sieht den Täter nur im Äußeren. Dabei ist das Äußere der Spiegel des Inneren. Der Täter „Du“ zeigt: Auch ich bin Täter, so unangenehm das auch sein mag. Das trennende Ego erkennt noch nicht, dass die beiden Rollen von Opfer und Täter in ihm vereinigt sind. Es fühlt sich als Opfer des Schicksals, es fühlt sich ausgeliefert und bemerkt dabei nicht, dass das Erkennen des Täters im Äußeren gleichzeitig ein Erkennen des Täters im Inneren ist. Die Suche außen ist immer Projektion. Auf der Ebene des schlafenden Bewusstseins sucht man den Schuldigen außen, wenn man seine Wünsche nicht erfüllt bekommt. Das Erkennen dieses Fragments ist Teil des großen Ganzen. So hat man die Lösung in der Hand: Wenn etwas im Leben nicht gut läuft, muss man es selbst ändern. Jemandem die Schuld zu geben, ist keine Lösung. Doch nur allzu oft scheint das Alltagsbewusstsein von einem Schleier überzogen zu sein, der einen im Nicht-Wissen belässt. Das Ego ist sehr gut im Verschleiern von Tatsachen und im Herstellen von Illusionen. Doch genau diese sind Teil unserer Evolution. In diesem Zustand scheint man es eben nicht zu wissen, dass Schuldgefühle gar nicht nötig sind, sobald man aus der Situation etwas lernen kann. In der Sichtweise des Egos scheint Schuld fast materiell greifbar zu sein, doch wenn man hinter diesen Schleier blickt, kann man erkennen, dass Schuld nur als eine Gedankenform existiert. In Wirklichkeit geht es darum, einen Fehltritt zu erkennen, den man korrigieren kann. Sobald man unter Schuldgefühlen leidet, leidet man natürlich unter dem eigenen Ego, aus dem man manchmal keinen Ausweg zu finden scheint. Doch der Ausweg ist die Erkenntnis, dass man immer etwas Neues über sich lernen kann. Das sind Fragmente des vollkommenen Bewusstseins. Mit dieser Sichtweise ist das Schicksal kein Täter mehr, sondern Lehrer für inneres Wachstum. Durch das Erkennen lässt sich das Ego überwinden – es bleibt jedoch stets ein Teil der Bewusstseinsevolution!

Ein wichtiger Aspekt beim geistigen Heilen ist das Erkennen des Egos. Ein Heiler zu sein bedeutet, den Weg des Egos in sich zu integrieren, die Teile des Egos in sich wahrzunehmen. Auch ein Heiler hat ein Ego – er kann es aber erkennen! Nur so entsteht bei der Heilung kein Gegenpol zwischen dem Heiler, symbolisiert durch das Gute und Gesunde, und dem Klienten, symbolisiert durch das Arme und das Leidende. Ein Heiler erkennt sein Ego durch sein wahres Ich, und dadurch besitzt er eine Fähigkeit, um dem Klienten sagen zu können: „Ja, ich auch!" Nur so entsteht die heilende Schwingung, und es fließt Heilkraft zwischen Heiler und Klient. Beide befinden sich dadurch in einer Einheit, die nicht bewertet, sondern erkennt. Diese Schwingung ist heilsam. Das Bewusstsein des Klienten kann mitkommen und dem Weg vom Ego zum wahren „Ich bin" folgen. Dadurch, dass der

Heiler sich selbst erkennt, erkennt er auch den anderen. Dann ist Heilung möglich.

Heutzutage sehen wir oft, dass der Mensch nicht mehr bereit ist, unter dem Druck von außen zu leben. Man muss es nicht als Schicksal sehen, sich diesem Druck zu beugen. Jeder kann und darf sein Schicksal selbst bestimmen und entscheiden, welche Rollen er spielen will. Das Recht, Ja oder Nein zu sagen, ist Teil des Lebens. Doch nicht selten setzt man sich selbst unter Druck durch eigene nicht reflektierte Emotionen, wie etwa die Angst davor, nicht genug zu sein, oder die Angst vor Verlust. Es geht auch häufig um mangelndes Selbstbewusstsein oder um falsches Selbstwertgefühl. Solange man seine freien Entscheidungsmöglichkeiten nicht erkennt, fühlt man sich seiner Existenz ausgeliefert.

Das erwachende Bewusstsein benötigt das Ego als Grundlage. Es ist Teil des Weges, Teil des vollkommenen Bewusstseins. Eine Bindung im Äußeren ist nicht falsch, wenn man versteht, warum man sie noch benötigt. Es ist eine wichtige Erkenntnis, zu der natürlicherweise Verwirrung und Schmerz gehören. Doch die Konfrontation löst Verwirrung und Schmerz, genauso wie die Entspannung Ängste löst. Verwirrungen, Schmerzen und Ängste entstehen, wenn das vollkommene Bewusstsein an die Türe klopft. Wenn man Verwirrung, Schmerz oder Angst gar als einen feindseligen Angriff von außen versteht, bleibt man weiterhin im Opfer-Täter-Spiel gefangen. Nicht selten endet eine solche Sichtweise in geschwächten Nerven oder in einem geschwächten Immunsystem. Wenn man durch sein Ego so stark nach außen orientiert ist, kann sich das Bewusstsein einen Impuls nur von außen holen, um dem Ego zu zeigen, dass das Innere genauso wichtig ist wie Äußere. Das Äußere zu beobachten und dem Inneren zu lauschen, ist der Weg aus der verwirrenden Situation.

Die hohe Anzahl an Herzkrankheiten zeigt sehr deutlich das Ungleichgewicht zwischen dem Äußeren und dem Inneren. Symbolisch gesprochen, ist in diesem Fall der äußere Druck so stark, dass im Inneren des Menschen, durch die Organe, etwas passieren muss, um den Druck zu kanalisieren. Die inneren Organe stehen in Verbindung mit dem Bewusstsein und signalisieren eine Notwendigkeit zu handeln. Aber aus welchem Grund und in welche Richtung soll das gehen? Das Persönlichkeitsbewusstsein kennt nur den gewöhnlichen Weg, der gesellschaftlich etabliert ist. Auf der Ebene des Persönlichkeitsbewusstseins erscheint der etablierte Weg als ultimative Lösung. Der Mensch greift nach klassischen medizinischen Mitteln, um aus der Unordnung (Krankheit) zurück zur Ordnung (Gesundheit) zu kommen. Er will dahin zurückkehren, wo er war. Doch dabei geht es meistens nicht um wahre Genesung, sondern um eine Rückkehr zu den alten Gewohnheiten. Das kann sogar vorübergehend gut für ihn sein. Man spricht darüber, dass man die Krankheit geheilt hat. Im Prinzip hat man damit jedoch nur die Signale des Bewusstseins gedämpft, um in den vertrauten Alltag zurückzukehren. Das ist allerdings kein Zurückkehren zum eigenen Ursprung, zum wahren „Ich". Dennoch bleibt in der Seele ein Impuls verankert, der es nicht zulässt, dass man genau da stehen bleibt, wo die Krankheit aufgetreten ist. Das Bewusstsein hält diesen Impuls aktiv; und auch wenn der Mensch ihn nicht wahrnehmen will, lebt er in ihm und wartet so lange, bis der Mensch ihn wahrnimmt, indem er auf sein Inneres hört.

Das starke Bedürfnis nach Liebe – Liebe geben, Liebe nehmen, mit einem Du verschmelzen – führt das Ego zum Erkennen. Jeder Mensch kennt dieses Spiel, viele von uns haben es nicht nur einmal gespielt. Das starke, einzigartige Moment in einem selbst will sich mit einem Du verbinden, damit es leben und sich selbst spüren kann. Am Anfang lebt sich das Einzigartige des Ichs nur durch das DU. Man nennt es zwar Liebe, obwohl es nur eine Projektion ist. Es ist nur ein Fragment der Liebe, ein Fragment des Ganzen, unverzichtbar aber für ein Ich, um sich zu erkennen. Das unerkannte Ich speist sich von einem Du, solange es das Bedürfnis nach Liebe sättigen muss. Wenn bei einem Du nichts mehr zu holen ist, sucht das hungrige, unerkannte Ich weiter nach Sättigung oder beginnt sich durch die entstandene Leere zu fragen: „Warum kann mir der andere nicht das geben, was ich brauche?“ Erst erkennt es eine Schuld beim anderen und sieht dann plötzlich, wer ein Du wirklich ist. Das Du stellt dem Ich plötzlich eine wichtige Frage: „Wer bin ich?“ Die Suche nach der Liebe führt so zu der Suche nach sich selbst. Die Suche nach der Liebe führt zum Erwachen – und zu einem Erkenntnisprozess. Das folgende Fallbeispiel verdeutlicht diesen Prozess:

Nach zwölf Jahren hatten sich Marina und Frank in ihrer Ehe auseinandergelebt. Statt sich jedoch als Freunde zu trennen, verließen beide ihre Ehe mit Wut und Verbitterung. Bei Marina war es deutlich zu spüren, da sie sich als Opfer fühlte. Es war ihre zweite Ehe, die zu Bruch gegangen war. In der ersten Ehe hatte ihr damaliger Mann eine andere Frau kennengelernt und war weggezogen; diesmal hatte sich Frank entschieden auszuziehen, um seiner Karriere mehr Platz und Raum im Leben zu geben. Er wollte seinen eigenen Weg gehen, eine tägliche Partnerschaft war für ihn plötzlich eine Last, und deswegen war er voller Unruhe. Marina litt unter dieser Entscheidung von Frank, weil sie wirklich alles versucht hatte, um die Ehe zu retten und das alltägliche Leben ein bisschen anders zu gestalten. Es hatte nichts geholfen, da Frank fest davon überzeugt war, nach zwölf Jahren einen eigenen Weg gehen zu wollen. Marina war nicht nur traurig und enttäuscht, sie war wütend und unglücklich. Diese Emotionen blockierten sie, so dass sie nicht mehr unverstellt auf ihr eigenes Leben schauen und versuchen konnte, dieses neu aufzubauen. Sie steckte tief in ihrer Wut, und Frank war nach ihrer Ansicht der Täter, der sie in diesen Zustand versetzt hatte. Seinetwegen konnte sie jetzt keine richtige Arbeitsstelle finden, steckte in finanziellen Schwierigkeiten und hatte noch dazu zu viel Arbeit und Sorgen um den gemeinsamen Hund, für den Frank keine Zeit mehr fand. Es war eine traurige und schwierige Situation für Marina. Doch eigentlich war der wahre Täter ihre Wut! Marina war Opfer und Täter gleichzeitig, sie spielte beide Rollen! Durch dieses Rollenspiel konnte sie nicht ihr wahres „Ich" sehen, ihre eigenen Qualitäten, die von Frank unabhängig waren und immer in ihr existieren. Sie wusste es deshalb nicht, weil sie sich lange Zeit an Frank orientiert hatte. Wenn Frank sie für etwas gelobt hatte, dann war sie zufrieden, weil bestimmte Qualitäten von ihr geschätzt wurden. Aber ohne Franks Lob wusste sie gar nicht, wie wertvoll sie in Wahrheit war. In einem Behandlungsgespräch meinte sie: „Wenn ich wirklich so gut wäre, würde mich Frank nie verlassen." Sie wusste nicht, wer sie wirklich war. Sie hatte sich wahrgenommen und gespürt – nur durch Frank.

Solche ungesunden Beziehungen nennt man betrüblicherweise immer noch „Liebe" – aber das ist nicht die Liebe, das ist ein Brauchen, und manchmal sogar ein

Miss-Brauchen. Die Gesamtsituation zu reflektieren, hatte es Marina ermöglicht, sich anders wahrzunehmen. Plötzlich war sie nicht mehr das Opfer und erkannte, dass auch ihr die gleichen Chancen für ein erfülltes Leben zustehen wie jedem Menschen. Sie hatte gelernt, sich nicht mehr zu vergleichen. Sie entdeckte nach und nach ihre eigenen Stärken, die sie auch umsetzte, um ihrem Leben einen wahren Sinn zu verleihen. Als sie ihren eigenen Weg und ihren Wachstumsprozess verstanden hatte, war sie auch in der Lage, Frank zu verzeihen. Sie hatte die Liebe in sich selbst entdeckt.

IM GESPRÄCH

Während der Arbeit an diesem Manuskript sind immer wieder Fragen aufgetaucht, die Renée gestellt wurden und die sie mit Geduld und ihrer geistigen Klarheit beantwortete. So sind lebendige Gespräche mit interessanten Aussagen entstanden, die jedes Kapitel dieses Buches abrunden. Sie dienen gleichzeitig als authentischer Beweis dafür, dass auch so abstrakte Formulierungen wie „Das volle Wissen spiegelt sich im Nicht-Wissen" eine Grundlage im alltäglichen Leben haben.

Wir alle stellen uns hin und wieder existenzielle Fragen nach dem Sinn des Lebens und nach dem berühmten „Warum". Auch die großen Themen von Gesundheit und Krankheit beschäftigen uns jeden Tag. So bekam auch Renée die immer wiederkehrende Frage gestellt, warum manche Menschen dauernd krank, andere dagegen anscheinend stets gesund sind. Die Geschichte der Philosophie und der Medizin bietet zahlreiche Varianten und Antworten dazu, da sich die Menschheit seit Tausenden von Jahren damit beschäftigt. Die Antworten sind keinesfalls immer gleich, sondern ändern und wandeln sich durch die Jahrtausende, genauso wie das menschliche Bewusstsein.

Bestimmt finden Sie in den nachstehenden Gesprächen die eine oder andere Inspiration für Ihr eigenes Leben. Mehr ist nicht nötig. Schon ein kleiner Funke kann die innere Flamme entzünden und neue Horizonte öffnen.

Fragesteller (F): Im spirituellen Bereich kennt man die Begriffe „reales Bewusstsein“ und „potenzielles Bewusstsein“. Du benutzt den Begriff „absolutes Bewusstsein“ oder „fließendes Bewusstsein“. Es gibt aber auch jede Menge unbewusste Wesen. Was meinst Du konkret mit „absolutem Bewusstsein“?

Renée Bonanomi (RB): Es gibt einen Urgrund des Absoluten, des sich nicht bewegenden Bewusstseins, das NICHTS ist und gleichzeitig die ganze Schöpfung durchdringt. Aus diesem allumfassenden Bewusstsein entspringt auch alles Nicht-Wissen. Nicht-Wissen ist ein gewollter Fluss – und dieses Nicht-Wissen heißt Leben. Das ist seitens des Bewusstseins her absolut gewollt, und deshalb kann man sagen, dass das absolute Bewusstsein auch dort fließt, wo Menschen oder Wesen es noch nicht spüren.

Das absolute Bewusstsein ist eine mathematische Vollkommenheit. Es ist vollkommen, aber es ist nicht manifestiert. Es gibt diese Vollkommenheit nicht, aber sie will werden, sie will sich gespiegelt sehen – und deshalb projiziert sie Bewusstsein nach außen, sie spiegelt sich. Auch der Mensch ist eine Spiegelung des Allwissens. Das Allwissen wird nie in Vollkommenheit manifestiert sein, doch selbst der Mensch ist ein Produkt davon.

F: Es gibt auch das transzendente, allgegenwärtige göttliche Bewusstsein, und dadurch, dass es allgegenwärtig ist, ist es auch jederzeit erreichbar.

RB: Es ist alles in allem und jederzeit in jedem Menschen oder Wesen. Alles ist Bewusstsein. Ein Mensch besteht genauso aus Atomen wie eine Schildkröte. Alles ist vorhanden, und der Biologe kennt alle ihre Atome. Die Schildkröte selbst erkennt es aber nicht, und auch der Mensch beginnt sein eigentliches Wesen erst jetzt allmählich zu erkennen. Jeder hat die Möglichkeit, tief in sich hineinzuschauen und Lichtatome in sich zu finden. Dadurch entwickelt er auch sein Bewusstsein. Es ist immer alles da – nur ein Ich erkennt es noch nicht. Es ist das Ich, was gerade jetzt das Nicht-Wissen hinter sich lässt, sich verwandelt und wieder zum vollen Bewusstsein zurückkehrt.

F: Aber was macht die Schildkröte zur Schildkröte, den Menschen zum Menschen, den Buddha zum Buddha oder den Christus zum erleuchteten Gottesboten?

RB: Der Weg! Buddha kam und sagte: „Ich kenne alles.“ Er ist den ganzen Weg gegangen und hat erkannt, wie die ganze Schöpfung aufgebaut ist. Der Prozess des Gehens ist ein evolutionärer Prozess, ein Teil der Schöpfung. Der Rückweg ist extrem kurz, weil man sagen kann: „Ach, das kenne ich schon, auch das habe ich schon erlebt.“

F: Gibt es auch Rückfälle auf diesem evolutionären Weg? Kein Mensch möchte doch wieder eine Schildkröte sein, oder?

RB: Die Intelligenz weiß, wo sie uns hinschickt. Man denkt zwar, man hätte die Wahl, doch die hat man nicht wirklich. Der Mensch wird geschickt in etwas, was er noch nicht kennt, denn er möchte alles wissen, alles werden.

F: Die großen Kabbalisten haben sich die Frage gestellt, wie neben dem Göttlichen noch die Schöpfung bestehen kann. Wenn das Göttliche absolut ist, dann kann neben diesem Absoluten eigentlich nichts mehr existieren. Aber es heißt weiter, das Absolute ziehe sich in sich selbst zurück und schaffe so einen Raum, in den hinein Schöpfung geschehen könne. Es ist eine Erklärung, wie außerhalb des Göttlichen noch etwas anderes existieren kann.

RB: Kann es etwas außerhalb des „Atoms“ (im wörtlichen Sinne verstanden!) geben? Das ist die Basis allen

Lebens und ist nicht trennbar. Diese Trennung zwischen Atom und Leben gibt es nicht. Das Atom ist das Leben. Es ist die Basis allen Lebens. Es gibt nicht das Eine und das Andere. Es ist vollkommen. Wo im Regenbogen ist die Sonne? Es ist die Sonne. Es ist die Spiegelung der Sonne.

Alles Leben ist Spiegelung, alles Leben ist Fata Morgana, der die Menschen folgen, um zu erkennen, dass es sie gar nicht gibt. Ein Erdenleben ist gewissermaßen eine Illusion, in der man die Sonne sucht.

F: Aus der Sicht eines Menschen gibt es Trennung, aus der Sicht des Absoluten gibt es Einheit.

RB: Ja, so ist es. In unserem menschlichen Leben sind wir getrennt, damit wir suchen können, damit Schöpfung entsteht. So entsteht alles. Von den ersten Gedanken bis hin zur komplexen Schöpfung existiert das Nicht-Wissen. Das Wissen ist abstrakt, es ist noch keine Schwingung. In dem Moment, in dem es sichtbar ist, wird es eine Schwingung – verschiedene Schwingungen. Und das nennt man Leben.

Nur das menschliche Bewusstsein macht eine Trennung, nicht das Bewusstsein als solches. Es ist die Begrenzung des menschlichen Bewusstseins, es ist seine eigene Illusion.

F: Aber diese Illusion ist doch irgendwo und irgendwann in Zeit und Raum entstanden. Es gab sie nicht im absoluten Wissen.

RB: Wissen sagt nie: „Bitte nur ein bisschen!" Das Wissen ist eine Qualität, die nie etwas trennt oder falsch macht. Wenn man Schöpfung sagt, dann antwortet es: „Gut, die Schöpfung – die absolute Vollkommenheit, das volle Wissen." Das kann nichts Halbes sein. Das Wissen erschafft also Schöpfung. Dann kann man sagen, dass hier die Engel sind, da die Galaxien, dazu noch die Erde, die gehört auch dazu. Dann gehen wir den vollen Weg. Es gibt keinen halben Weg! Im Moment der Entstehung sind alle Zahlen entstanden, nicht nur 1 bis 10. Alle!

F: Aber der Unterschied wird nicht dadurch aufgehoben, dass alles mit allem verbunden ist.

RB: Doch. Alles ist mit allem eins.

F: Einheit heißt doch nicht, dass alles „Urbrei" ist, sondern alles ist unendlich differenziert. Zwischen der Schildkröte und einem Engel gibt es doch verschiedene Qualitäten des Bewusstseins, einen wesenhaften Unterschied, obwohl sie auf der absoluten Ebene auch miteinander verbunden sind.

RB: Alles ist in der Form verbunden, aber es ist nicht alles dasselbe! Es gibt nicht zwei, die dasselbe sind. Es gibt nur Verschiedenheit. Eine unbegrenzte Verschiedenheit, die nicht fixiert ist und ständig neu erschaffen wird. Die Einheit ist immer da. Die Einheit ist Null, Nichts und Allwissen. Ihr Gegenpol ist unbegrenzte Schöpfung, eine schöpferische Kraft.

Es ist alles vollkommen, und soweit der Mensch weiter wachsen will, ist es egal, ob er nur die Schildkröte oder den Engel anschaut, es macht keinen Unterschied. Er sieht, dass das göttliche Bewusstsein in allem Ausdruck findet.

F: Aber die Schildkröte sieht und erkennt das nicht, da liegt der entscheidende Unterschied.

RB: Nein, sie sieht es nicht. Es ist nur potenziell in ihr, und irgendwann wird sie es erkennen. Leider verliert auch der Mensch das Bewusstsein, bis hin zur tiefsten Materie. Aber irgendwann macht es Klick bei ihm, und er fragt sich: „Warum?“ Wenn ein Mensch diese Frage einmal gestellt hat, geht alles rasend schnell. Der Mensch hat dann schon alle Erfahrungen gesammelt, und dann vollzieht sich die Bewusstseinsevolution rasant. Erfahrungen zu sammeln, nimmt sehr viel Zeit in Anspruch. Erkennen geschieht unmittelbar. Deswegen kann man, wenn man erkannt hat, in kürzester Zeit sagen: „Ich bin alles und ich bin nichts!“ Dann erkennt man die Liebe.

F: Wie kann man vom Nicht-Wissen zum Wissen zurückfinden? Muss der Weg zum vollkommenen, endgültigen Nicht-Wissen führen?

RB: Ein Mensch *muss* alles erleben, um es zu erkennen. Sonst weiß er nicht, was oder wer er ist.

F: Und wo steht in diesem Geschehen beispielsweise ein Engel?

RB: In der Mitte von allem! Alles ist Engel, alles ist in Gott. Es gibt nur eines was sich wandelt – das Bewusstsein. Alles andere wandelt sich nicht. Das andere ist nur die „Höhle" – das Nicht-Wissen im platonischen Sinne. Der Mensch muss diese „Höhle" erkennen, sie lieben und über diese Liebe verlassen, um anschließend das vergangene Nicht-Wissen zu integrieren.

2

Das innere Potenzial erwecken

Die ganze Schöpfung besteht aus kreativer Kraft – sie ist ein Kunstwerk der absoluten Intelligenz. Die Grundlage allen Lebens ist die Suche: Je mehr man Bewusstheit sucht, umso mehr erkennt man das Absolute und das Vollkommene in jedem Bereich des Universums. Das Erkennen – der wache Augenblick – ist der Schlüssel zum Bewusstsein.

Evolutionär gedacht, hat sich das absolute Wissen lange Zeit im Nicht-Wissen, also im persönlichen Bewusstsein und im Ego, gespiegelt. Der Mensch hat in dieser Spiegelung ein zufriedenes Leben geführt, dabei aber völlig seinen Ursprung vergessen. Die Frage „Wer bin ich?" erweckt ihn aus diesem Zustand und führt ihn auf die Suche nach einer Antwort. Das ist der erste Schritt der Umkehr vom Nicht-Wissen zum Wissen. Während der Mensch früher nur mit seiner Existenz beschäftigt war und Kriege und Kämpfe geführt hat, um sein Überleben zu sichern, möchte er heute wissen, *warum* Kriege geführt werden, *warum* Unfälle passieren, *warum* der eine erkrankt, der andere hingegen gesund bleibt. Dieses Suchen nach den Gründen setzt alles in Bewegung – es eröffnet neue Perspektiven und weckt in einem Menschen den Willen, zu verstehen und zu erkennen, was das Leben und das Ich in Wahrheit bedeuten. Dieses Erkennen zieht heutzutage viele Menschen magisch an, da sie spüren, dass das Leben in seiner Vollkommenheit eine Vielfalt ist, eine Vielfalt voller unbegrenzter Möglichkeiten. Vor diesem Erkennen stand die Begrenzung, die ausschließlich das Nicht-Wissen gesehen hat. Unsere schnelllebige Zeit bringt noch mehr Möglichkeiten mit sich, welche die Basis für eine rasche Evolution bilden. Es ist ein Charakteristikum des Zeitgeistes, für Veränderungen bereit zu sein. Eine Folge unserer digital geprägten Zeit ist die Sehnsucht nach Einheit. Der „digitalisierte Mensch" hat Zugang zu einer Vielzahl an Informationen, die ihm gute Voraussetzungen bieten, um Zusammenhänge neu zu verstehen und eine tiefere Sinnhaftigkeit zu stiften.

Es ist eine Erleichterung, wenn man das Schwierige oder Unangenehme nicht mehr verdrängen muss, denn so kann Wahrhaftigkeit erschaffen werden. Man muss sich sein Leben nicht mehr schönreden. Man nimmt beide Seiten des Lebens wahr, trennt nicht mehr zwischen Gut und Böse, zwischen Schuld oder Fehlern. In jedem Schritt bietet sich plötzlich eine Möglichkeit zum Erkennen und zum Wachsen. Die Angst wirkt nicht mehr blockierend, sondern ist ein bewusster Teil des Ichs und dient als Antrieb zur Suche nach Anerkennung und Liebe. Wut ist beispielsweise nicht mehr das Resultat von Kritik und Urteil anderer, sondern man sieht sie als Folge von Unzufriedenheit mit sich selbst. Die Krankheit ist nicht mehr ein böser Feind, der von außen kommt und dem man als Opfer erlegen ist, sondern man sieht, dass sie aus dem Inneren kommt und einen Lernprozess beinhaltet. Es kann ab und an noch geschehen, dass die eigenen alten, eingefahrenen Gedankenformen gerne in der Opfer-Rolle verharren würden, doch die nun erweckte Erkenntniskraft lässt dies nicht mehr zu. Je mehr man innerlich wächst, umso mehr erkennt man Zusammenhänge in dieser Entwicklung. Auch oder gerade die schwierigen Etappen des Lebens zeigen so ihren Sinn, eben weil diese dem Erkennen und Erwachen dienten. Man findet auf diesem Wege in die Einheit des Lebens zurück.

Daniela war achtundzwanzig, als man ihr sagte, dass sie keine Kinder bekommen könne, da ihre genetische Veranlagung es nicht ermögliche. Sie war damals tief unglücklich. Sie begrub ihre letzte Hoffnung nach einer langen medizinischen Behandlung. Zu diesem Gefühl des Unglücks kam noch eine innere Enttäuschung über sich als Frau. Sie hatte Angst, sie könne jetzt für ihren Mann weniger wert sein. Mit diesen Gefühlen lebte sie eine Zeitlang, bis sie schließlich beschlossen, ein Kind zu adoptieren. Daniela und ihr Mann adoptierten schließlich ein Mädchen, und so wurden die negativen Gefühle von Glück verdrängt. Voller Verantwortung und Vorfreude stellten sie sich der neuen Aufgabe. Die strahlenden blauen Augen ihrer kleinen Tochter wirkten wie ein Zauberelixier. Daniela vergaß die vergangenen negativen Erfahrungen und lebte nur für ihr Familienglück. Mit siebenunddreißig Jahren bereitete sie ihre Tochter – und auch sich selbst – für deren Einschulung vor. Es war eine aufregende Zeit für die Familie. Daniela war stolz und zufrieden, dass sie diese Phase in Harmonie und guter Stimmung erleben durften.

Diese Harmonie hielt an, bis das Kind eines Tages wütend nach Hause kam. Ein Junge hatte ihr gesagt, dass diejenigen, die sie für ihre Eltern hielt, nicht ihre eigenen seien, sondern fremde Leute, die sie nur erziehen und später wieder zu ihrer richtigen Familie zurückgeben würden, die sie sowieso nicht mochten. Diese Gemeinheit des Jungen war natürlich ein Schock für das kleine Mädchen – und noch mehr für Daniela. Die Familienharmonie war zerstört. Es blieb nur die Aggressivität der Tochter und Danielas Ohnmacht, die sie nur allzu gut aus früheren Zeiten kannte. Es war also die Zeit gekommen, mit der Tochter über die Adoption zu sprechen. Es war schwer, weil ein Schock immer auch negative Emotionen mit sich bringt. Sie musste mit ihr über die Wahrheit sprechen. Aber wie kann man einem Kind die Wahrheit erzählen, wenn man es gleichzeitig vor negativen Emotionen schützen möchte? Es war eine große Herausforderung für Danielas Familie, gleichzeitig jedoch auch ein innerer Wachstumsprozess; denn es war nun an der Zeit, auch die alten Gefühle aufzuarbeiten: Die Ohnmacht aufgrund einer unerwarteten Situation, das Minderwertigkeitsgefühl als Frau und Mutter, das Gefühl, Opfer des eigenen Schicksals zu sein. Doch eines stand über all dem, nämlich die unbeschränkte und bedingungslose Liebe zu ihrer Tochter. Zunächst fühlte Daniela sich zwischen dieser Liebe und den negativen Gefühlen hin und her gerissen, ja gleichsam zerrissen. Polaritäten sind zunächst nur schwer erträglich; doch Daniela ließ alle Empfindungen zu, denn sie erkannte, dass hinter ihrem Minderwertigkeitsgefühl und ihrer scheinbaren Ohnmacht die Liebe wohnte: Die Liebe für ihre Tochter und für das gemeinsame Leben. Hinzu kam die Dankbarkeit für alles, was die Familie in letzten Jahren zusammen gemeistert hatte. Aus diesen Werten nahm sie Kraft, um alle inneren Verletzungen der Beteiligten zu heilen.

Ehrlichkeit sich selbst gegenüber ist ein weiteres Zeichen des erwachten Bewusstseins und ein Indiz dafür, dass man die Einheit des Lebens verinnerlicht hat. So sieht man aggressive Empfindungen nicht mehr als Warnzeichen vor etwas Fremdem oder gar Bösem, sondern als momentane Wahrnehmung, die etwas über einen selbst vermitteln will. Anstatt die Aggressivität nach außen zu projizieren, schaut man in sich hinein und versucht, ihre Ursache zu verstehen. So bringt die Ehrlichkeit Bewegung in die innere Entwicklung. Man schleppt nicht alte, unerlöste Probleme mit sich herum, beschuldigt nicht die anderen und schürt keine neuen Konflikte. Man nimmt die Empfindungen in sich wahr und lernt aus ihrer Aussagekraft. Viele Altlasten können durch die Ehrlichkeit zu sich selbst korrigiert werden. Dann zeigt sich ein Stein auf dem Weg nicht als Stolperstein, sondern als Trittstufe. Man kann eigene alte Prägungen korrigieren, wenn man versteht, dass alles, was einem begegnet, dem Wachstum und der inneren Einheit dient. Je offener man für das Neue und Wahre in seinem Leben ist, umso schneller vollzieht sich die Umkehr vom Nicht-Wissen zum Wissen, von der Trennung zur Einheit.

Auch Aggressivität ist eine Form des Nicht-Wissens. Sie zeigt einen Mangel an Respekt und an Liebe zu sich selbst, was derjenige, der mit dieser Empfindung geplagt ist, nicht wahrnimmt und stattdessen seine Unausgeglichenheit auf die Umgebung ausrichtet.

Es werden immer häufiger Stimmen laut, die verkünden, alle Veränderungen geschähen zu schnell, so dass kaum Zeit bliebe, sie zu verarbeiten. Das ist eine subjektive Wahrnehmung, hervorgerufen durch alte Erinnerungen, die in den Zellen gespeichert werden. Es sind Erinnerungen, die man aus Angst um das Überleben aufbewahrt hat, aus der Verkrampfung heraus, etwas erreichen zu wollen, es haben oder behalten zu müssen. Das Erkennen des eigenen Lebenssinns und der Sinnhaftigkeit hinter jedem Geschehen löst diese Verkrampfungen und hilft den Zellen, sich zu entspannen. Dann wird erkennbar, dass jede Veränderung genau zum richtigen Zeitpunkt eintrifft. Ohne dieses Gefühl von Überforderung erlebt der Mensch seine innere Transformation als ein Fließen zurück in die Einheit. Daraus folgt eine wahre Freiwerdung.

Ein solcher Prozess vollzog sich auch bei Marius, einem erfolgreichen Berater für Entwicklungsprojekte, der mit alten, in seinen Zellen gespeicherten Erinnerungen konfrontiert wurde. Seine Beratungsfirma lief erfolgreich, und er verfügte über viele interessante Angebote und Anfragen, als sich die ersten Konflikte zwischen den Kollegen zeigten. Das gemeinsame Bemühen endete eines Tages geradezu in einem tiefen Zerwürfnis. Das eine Team wollte sich mehr für ausländische Angebote einsetzen, das andere ausschließlich für inländische. Auch nach vielen Mediationen war es unmöglich, diese verschiedenen Ansichten unter einen Hut zu bekommen. Sie konnten keine Einigung finden und entschieden sich deshalb, getrennte Wege zu gehen. Marius musste sich mit der neuen Entwicklung seiner Firma anfreunden, dazu gehörten eine neue Strategie und ein neues Konzept. Jahrelang hatte er mit Mühe alles aufgebaut, ein Team von Experten zusammengeführt und als alles umgesetzt war, stellte sich heraus, dass diese Experten nicht zusammenarbeiten konnten. Marius hat sich zunächst dagegen gewehrt und alles versucht, um seine Firma nach seinen Vorstellungen am Leben zu halten. Es war ihm unmöglich, diesen Spaltungsprozess und das Entstehen von etwas Ungeplantem zu stoppen. Als er das erkannte, fühlte er sich mitgenommen und bekam es mit Versagens- und Existenzängsten zu tun. Das blockierte sozusagen seine Rundumsicht auf seine Situation. Er konnte keine richtige Erklärung dafür finden, warum sich die ideal zusammengesetzten Experten trennen mussten. Aufgrund seiner Blockade handelte er wie eine Art Marionette. Er konnte nicht mehr klar denken und sprechen, weshalb sein persönlicher Assistent zusammen mit einem Rechtsanwalt alle wichtigen anstehenden Entscheidungen treffen musste. Er hatte kein Selbstvertrauen mehr, obwohl er mit dieser Eigenschaft die Firma aufgebaut hatte. Es verging einige Zeit, bis er in der Lage war, bei einem Behandlungsgespräch seine Geschichte zu erzählen.

Als Jugendlicher hatte er erlebt, wie die Firma seines Vaters in Insolvenz gegangen war. Es war eine dramatische Zeit für die Familie, in der seine Mutter psychisch krank wurde. Marius hatte diese Jahre tief in sich vergraben und eigentlich beschlossen, nie mehr darüber sprechen. Auf-

grund dieser familiären Erlebnisse entwickelte er als Kind Ängste und Scham. Diese hatte er zwar später willentlich durch Mut ersetzt, *aber nie genau hingeschaut, aus welcher Motivation heraus er sein Leben führte. Alle wichtigen Entscheidungen, das wurde ihm im Gespräch nun klar, traf er, weil er besser sein wollte als sein Vater. Er wollte nie wieder Misserfolg erleben müssen. Dabei fällte er jedoch stets aus unterdrückter Angst seine Entscheidungen. Nach außen wirkte er zwar immer stark, entscheidungsfreudig und offen für neue Ideen; doch letztendlich erschuf er sich eine Situation, die es erforderte, die verdrängten alten Ängste anzuschauen. Seine Ängste blockierten ihn nun so sehr, dass sie praktisch seine Seele aus Leibeskräften anschrien: „Wache auf und schaue Dir an, was Du hier tust!"*

Mit offenen Augen konnte er die Situation aus einer anderen Perspektive betrachten. Sein inneres Ich wollte in Zukunft anders handeln, denn sein wahres Selbst lehnte es ab, aus Angst zu reagieren oder gar eine Marionette zu sein. Achtsam tastete er sich heran und war bereit, seiner Angst wieder zu begegnen und sie zu verstehen. Statt sie zu unterdrücken oder zu überspielen, nahm er sie letztendlich an. Das stärkte und befreite ihn. Dadurch konnte er die Vergangenheit wirklich loslassen. Er bedurfte dieser Bindung nicht mehr, weil er sie aus der Sicht der Gegenwart verstanden hatte. In seiner Bewusstwerdung lag der Schlüssel zu seiner Heilung.

Es kann in unserer Entwicklung durchaus vorkommen, dass alte Gedankenformen wieder auftauchen, die Verkrampfungen hervorrufen und dem Rückfließen in die Einheit entgegenwirken. Mit wachem Auge kann man jedoch bewusst entscheiden, welchen Weg man gehen will. Man kann sich entschließen, ob man die Bindung nach außen noch benötigt oder nicht. Wenn man ein Bedürfnis schon kennt und gelebt hat, kann man es entweder noch einmal leben oder aus der in den Zellen gespeicherten Erinnerung lernen und diese Erkenntnis im Inneren bewahren.

Wer beispielsweise durch eigene Erkenntnisse das Gift der Eifersucht überwunden hat, den kann es nie wieder schädigen. Man zieht von außen nur diese Herausforderungen an, aus denen man noch zu lernen hat! Wer seine eigenen eifersüchtigen Handlungen erkannt hat, zieht diese nicht mehr an, weil es für die Eifersucht keine Auslöser mehr gibt, wie etwa Wut, Angst, Schuld oder Misstrauen. Trotzdem existiert die Eifersucht als Grundgefühl weiterhin im allgemeinen Leben, vor allem durch die Speicherung der Erinnerung in den Zellen. Es ist ein wichtiger Schritt, wenn man sie im eigenen Leben erkannt hat und als Teil von einem selbst anerkennt. Dieses Erkennen befreit einen Mensch von alten Lasten und beschützt ihn gleichzeitig vor Wiederholungen und vor dem Urteilen über andere, die den Prozess noch nicht durchlaufen haben. Jeder lernt es für sich und weiß dadurch: Man kann frei von Schuld sein! Schuld gibt es nicht wirklich, wenn man einmal das Gesamtgeschehen erkannt hat. So verbirgt sich hinter einer Tat nicht wirklich Schuld, sondern Unwissenheit. So geht es nicht um Schuld, sondern um eine Erkenntnislücke, die man mit Wissen auffüllen kann. Man kann sie durch die Umkehr vom Nicht-Wissen zum Wissen korrigieren.

Erkennen führt uns zur Fülle des Wissens, zum Bewusstsein. Mit jedem Schritt erkennt man mehr über die Schöpfung, über die Vielfalt und Einheit des Lebens. Man fühlt sich nicht länger getrennt, wenn man hinter der Polarität die Einheit allen Geschehens entdeckt. Der Mensch lässt es dann zu, dass dieses Bewusstsein in die persönlichen Handlungen einfließt. Folglich stehen mögliche Konflikte nicht mehr unter dem Zeichen eines Überlebenskampfes, sondern unter dem Zeichen eines Zusammentreffens zweier verschiedener Lebensauffassungen.

Unter diesem Aspekt kann man auch mit einem der großen Übel unserer Zeit anders umgehen – mit dem sogenannten Konkurrenzdenken. Die Wirtschaft bietet zahlreiche Möglichkeiten zur Selbstverwirklichung, zum Realisieren eigener Ideen und Pläne. Auf der Ebene des persönlichen Bewusstseins bedeutet Konkurrenz Kampf: Der Kampf besser, schneller und billiger die eigenen Ideen und Pläne umzusetzen, die Aufmerksamkeit des Marktes auf sich zu ziehen und sich einen Gewinn für das eigene Überleben zu sichern. Dieser Kampf übt Druck auf die Gesellschaft aus – alles muss scheinbar immer schneller gehen. Reaktion folgt auf Reaktion, und man verliert die Möglichkeit, wirklich hinschauen zu können, warum und in wessen Interesse gehandelt wird. Hier liegt ein immenses Potenzial für Krankheiten und seelische Konflikte!

Wer diesen Mechanismus erkennt, lässt sich nicht in das Konkurrenz-Feld hineinpressen. Die innere Wahrhaftigkeit liegt außerhalb des Konkurrenzkampfes, nämlich in der selbstbewussten Annahme eigener Qualitäten und in der Wertschätzung der Qualitäten der anderen. Dies ermöglicht das Wachstum von geistigen und weltlichen Werten. Dieses Wachstum geht aber deshalb über die reine Materie hinaus, weil man nicht mehr auf das Nötigste und auf den Kampf ums Überleben angewiesen ist. Die sogenannte Konkurrenz kann also als Zeichen dafür angesehen werden, dass ein anderer Weg möglich ist, der auch seine Berechtigung in der Vielfalt des Lebens hat. Ohne den vergleichenden Stempel: „Besser & schneller." Für jeden ist genügend Platz, um sein Potenzial ausleben zu können – und zwar ohne Kampf und Druck.

Der Mensch hat das Potenzial, die eigenen Bedürfnisse und die von anderen zu erkennen. Mit dem Respekt vor dem Anderen respektiert man die Verschiedenheit und

Vielfalt des Lebens. Wo einst ein Konflikt zur Machterhaltung ausgetragen wurde, werden heute schon Samen für Verständnis und Erkenntnis gesät. Dies sind die Chancen zur Reflexion und Weiterentwicklung für gemeinsame Lösungen. Nicht der Mächtige bringt wirklichen Fortschritt, sondern derjenige, der erkannt hat. Damit ist selbstverständlich ein gesellschaftlicher Umbruch vorprogrammiert, da gemeinsame Lösungen andere Prioritäten setzen. Es wäre für viele Menschen erhellend, könnten sie mit den inneren Augen sehen, welches Krankheitspotenzial in unkontrolliertem Machtstreben liegt.

Sehr greifbar ist diese Konkurrenz-Situation beim Thema Ernährung. Wo früher große Lebensmittelkonzerne machtvoll über das Essen entscheiden konnten, spielt heute das individuelle Bewusstsein im Ernährungsbereich eine wichtige Rolle. Es ist mittlerweile weltweit bekannt, dass der massenhafte Konsum von Fleisch nicht wirklich der Gesundheit dient, aber gleichzeitig ein dogmatischer Vegetarismus oder gar ein fanatischer Veganismus ebenfalls keine endgültige Lösung bieten. Das Bewusstsein für eine gesunde Ernährung erwacht jedoch unabhängig von allen „ismen" immer mehr, und so öffnen sich viele Möglichkeiten, um das Leiden der Tiere in der heutigen Welt zu lindern. Viele Menschen überdenken die eigenen Ernährungsgewohnheiten – ob aus ethischen, ökonomischen oder gesundheitlichen Gründen. Mit der Esskultur sind viele Gewohnheiten und Traditionen verbunden. Ein Mensch, der sein inneres Potenzial weiterentwickelt, ändert stets auch seine Essgewohnheiten oder Ernährungsformen. Er lernt es, die Ernährung seiner inneren Energie anzupassen, anstatt sich von außen beeinflussen zu lassen – sei es durch Werbung oder Lobbyismus. Er schaut auf sein persönliches Wohlbefinden und seinen inneren energetischen Ausgleich. Für ihn ist das Essen zudem kein Ersatz für fehlende innere Qualitäten (Ruhe, Zufriedenheit, Liebe), und es bietet auch keine Sicherheit für seine Überlebensängste. Je besser er sich kennt, desto freier ist er zu wählen, wie er sich ernähren will, und umso genussvoller wird die Nahrungsaufnahme. Ernährung und Bewusstsein sind eng miteinander verbunden.

Aus dem Erkennen entfaltet sich Liebe. Je mehr man die Zusammenhänge einer Entwicklung versteht, umso mehr öffnet man sich der kreativen Kraft der Schöpfung und ihrer Ausdrucksform – der Liebe. Diese Liebe entsteht nicht aus dem Willen, etwas „haben zu müssen" oder etwas „besitzen zu wollen", sie lebt durch Verständnis und Akzeptanz. Sie nimmt an, was ist, weil sie weiß, dass es für den Moment so richtig ist. Sie trennt nicht und gibt Halt. Das Erkennen führt dazu, dass man diese Qualitäten der Liebe zuerst in sich entdeckt, anstatt sie von anderen zu erwarten. Diese Entdeckung ist ein großer Bewusstseinssprung – der Mensch muss sich nicht mehr durch ein „Du“ spiegeln und suchen, er entdeckt sein „Ich bin“-Potenzial und nimmt diese Einsicht dankbar und voller Demut an. Er erkennt, dass alles, was er für sein Leben benötigt, in ihm liegt. Er versteht dadurch, warum er früher Erwartungen oder Ansprüche an eine Beziehung hatte, warum er vielleicht unzufrieden oder unglücklich, verzweifelt oder traurig war. Er versteht seine früheren Handlungen und kann sie im Jetzt, aus einem inneren Verständnis und wahrer Liebe heraus, mühelos korrigieren. Das Erkennen und die Liebe befreien von Vorstellungen, Projektionen, Erwartungen oder Bindungen, die man, aus der Angst oder Unwissenheit, angenommen hat. Dies alles ermöglicht es, die Realität so zu sehen, wie sie wirklich ist. Dadurch sind viele Zusammenhänge erkennbar. Man versteht, warum ein Mensch in eine bestimmte Richtung gehandelt hat, ohne das zu *be*urteilen oder ihn gar dafür zu *ver*urteilen. Es ist keine Wertung nötig, wenn man die Zusammenhänge in einer Situation versteht. Der Egoismus in der Handlung der anderen kann so durch das Erkennen der Erwartungen oder der Ansprüche, die hinter diesem Egoismus liegen, überwunden oder zumindest abgemildert werden. Da man das ganze Geschehen schon von sich selbst kennt, bewertet und urteilt man nicht, weil man diesen Zustand schon in sich erlebt hat. Man kann Verständnis zeigen, statt mit Missachtung, Desinteresse oder sogar Zorn zu reagieren. Einen Menschen in seiner egoistischen Verhaftung anzunehmen – eben so, wie er gerade ist – stellt einen großen Schritt zum freien und heilenden Bewusstsein dar.

Sollten trotzdem Wut, Aggression oder Schuldzuweisungen dem anderen gegenüber aufkommen, ist klar, dass dahinter noch immer Unwissenheit wirkt, die diese Verkrampfung auslöst. Sobald man sich erinnert, dass Unwissenheit Schwierigkeiten verursacht, verändert sich die Wahrnehmung. Nicht das Schicksal ist die Unwissenheit, Unwissenheit kann durch Erkennen aufgelöst, sogar erlöst werden. Eine verkrampfte Handlung kann sich durch Verstehen entspannen, und Angst, Unsicherheit, Wut oder Zorn sind nicht mehr gegen jemanden gerichtet, sondern sind Hinweis auf mangelndes Verständnis und auf mangelnde Erkenntnis. Eine fehlgeleitete Wahrnehmung und die daraus resultierende Handlung kann eine direkte Auswirkung auf den Körper haben – auf Kopf, Bauch oder Muskeln. Diese Fehleinstellung kann selbst die kleinste Zelle programmieren, wenn man sich nicht dem Verständnis öffnet. Das Verständnis lockert den Geist und den Körper, lässt die Lebensenergie fließen – in ihrer ganzen Vielfältigkeit. Achtsamkeit und Liebe holen einen Menschen aus der Unwissenheit und auch aus dem Verharren in den eigenen irrigen Vorstellungen.

Oft steckt man noch in einer Situation, in der man urteilt. Anstatt sich darüber zu grämen, kann man das als

Orientierung nehmen, denn es ist wichtig zu wissen, aus welchen Gründen man ein Urteil ausspricht. Der Grund ist meistens mangelnde Selbsterkenntnis und Liebe. „So etwas könnte ich nie in meinem Leben machen"; „Ich würde ganz anders handeln"; „Du bist ein Egoist" – dies sind typische Aussagen bei einer solchen Einstellung. Vergleiche zu ziehen, ist ein gängiges Attribut des heutigen gesellschaftlichen Lebens! Viele Medien und die sozialen Netzwerke bauen sich gerade aus diesem Effekt heraus auf: Sich mit anderen zu messen, zu vergleichen, zu urteilen – damit wird die Realität zugunsten der Medien manipuliert. Wer einmal erkannt und verstanden hat, was es bedeutet, in Unwissenheit zu leben, der urteilt nicht mehr. Er versteht, dass auch die Unwissenheit ein Teil der Vielfalt ist. Sie ist eine andere Seite des Wissens. Unwissenheit trägt einen Kern kindlicher Unschuld in sich. Es ist ein Wissen, das noch nicht weiß. Daher erklärt es sich auch, warum Schuldzuweisungen im Grunde sinnlos sind. Dieses Nicht-Wissen trägt einen Mangel an Erkennen und Liebe in sich, deswegen kann es *nie* schuldig sein.

Das beste Beispiel, aus dem man sehr viel über Schuldgefühle lernen kann, ist die Familie. Wie oft schieben Kinder die Schuld auf ihre Eltern, die Eltern auf ihre Kinder, ein Partner auf den anderen und Geschwister auf sich gegenseitig? Auch wenn es oft unbewusst und spielerisch ist – das „Schuld-Feld" existiert trotzdem. Ein Mensch mit erwachtem Bewusstsein erkennt, dass dahinter einfach ein Mangel an Erkennen und Liebe steht – aber keine Schuld. Schuld existiert eigentlich nur als eine Gedanken-Form im Nicht-Wissen, im realen Leben hingegen existiert ein großer Mangel an Liebe, der diese Schuldgefühle durch das Nicht-Wissen entstehen lässt!

Man kann Unschuld bei anderen nur dann wahrnehmen, wenn man sich für seine früheren Handlungen nicht selber beschuldigt. Wenn man mit sich selbst im Reinen ist, dann sieht man, dass man durch die Konflikte etwas gelernt, sich weiterentwickelt und sich mehr der Liebe geöffnet hat. Alte Lasten, Schmerzen und Trauer aus der Vergangenheit sind nur so lange präsent, wie man eine Leere an Liebe in sich aufweist und diese mit alten Erinnerungen auffüllt. An alten Erinnerungen festzuhalten, ist eine Art von innerer Verkrampfung, die durch Erkenntnis in Liebe umgewandelt zu werden vermag.

Wer sein inneres Potenzial erwecken will, beginnt damit, alles Geschehen bei sich selbst und bei anderen zu beobachten, ohne es zu bewerten und zu beurteilen. Die Annahme dessen, was ist, und die Liebe, die einfach alles so liebt, wie es ist, gehört zu dieser Aufbaustufe. Anders gesagt: Was ist, wird angenommen und geliebt, das ist die tägliche Übung. Dieser Übungs- und Lernprozess ist unendlich, genauso wie das Wissen und die Liebe. Es liegt in den menschlichen Fähigkeiten zu begreifen, dass das Leben ohne Anfang und Ende ist und sich in seiner Vielfalt immer weiterentwickelt. Der Mensch wächst in eine neue Zeit hinein, wo das Ewige die dominante und prägende Kraft ist. Die Bewegung – das ganze Leben – entsteht aus dem Ewigen.

IM GESPRÄCH

F: Es gibt eine grundlegende Frage bezüglich des Bewussten und des Unbewussten. Das absolute Bewusstsein kann nie unbewusst werden. Das geht schlicht nicht. Das ist ein Widerspruch in sich.

RB: Aber es spiegelt das Nicht-Wissen. Das Nicht-Wissen ist immer eine Spiegelung des Wissens. Es möchte werden. Der Mensch ist auch eine Spiegelung des Allwissens. Das Allwissen wird nie in Vollkommenheit ausgedrückt sein, und der Mensch ist nur ein Produkt. Damit es sich verdichten kann in irgendetwas, muss es von seiner Qualität etwas verlieren, um sichtbar zu werden. Man kann es auch so sagen – eine Null ist eine Eins, damit ist sie nicht mehr nur die Null ist, und trotzdem ist sie nur die Null. So kann das Spiel der Zahlen beginnen. Es ist unbegrenzt. Es muss aber den Zustand des Nichts verlieren, um etwas zu werden – und damit ist es alles.

Es ist abstrakt, denn auch das Wissen ist letztlich ein Nichts. Das vollkommene Wissen kann ein Mensch nicht erfassen. Er weiß nur, dass es existiert, aber er kann es nicht bezeichnen. Man sagt nur, vollkommenes Wissen umfasse alles Leben. Das Wissen ist noch keine Schwingung, erst in dem Moment, in dem es sichtbar ist, wird es Schwingung. Die verschiedenen Schwingungen nennt man Leben.

F: Also gibt es Wissen; aber der Mensch lebt immer noch im Unwissen. Wenn man das nicht so wahrnimmt, also gewissermaßen aus dem Blickwinkel einer spirituellen Evolution, kann man das Ganze (als Materialist) nur als sinnlos bezeichnen.

RB: Ja, aber es ist natürlich nicht sinnlos! Es ist kreativ. Ich genieße es sehr, dass es etwas gibt, und möchte niemals, dass es nichts gibt. Auch wenn es eine Illusion ist, ich genieße es trotzdem. Obwohl ich weiß, die Sonne geht nicht unter, sage ich doch: „Wie schön dieser Sonnenuntergang ist!" Da ist mein Wissen, dass die Sonne nicht „untergeht", gänzlich zweitrangig. Genauso genieße ich alle Aspekte des Erdenlebens, obwohl ich weiß, es ist eine vergängliche Illusion. Der Mensch will das so, denn letztlich ist auch das Vergängliche existent – und man kann es mit allen Sinnen genießen. Es ist ein Erleben von etwas, der pure Genuss.

F: Also man kann sagen, dass das Absolute sich immer durch das Nicht-Wissen spiegelt.

RB: Ich würde es so bezeichnen: Eine absolute kreative Kraft möchte zum Ausdruck kommen. Da steht ein Maler, der genau sieht, was er malen will. Niemand außer ihm sieht es. Er möchte bis zum letzten Detail alles ausdrücken, was in ihm ist. Er ist bis zum letzten Detail kreativ. Er hat alles gemacht. Er war ein Künstler. Die Schöpfung ist nichts anderes als ein Kunstwerk der absoluten Intelligenz. Es ist eine kreative Kraft. Das Kunstwerk war schon immer da. Kreativität ist in allem, auch in der Schildkröte, aber ein Mensch erkennt sie nur, wenn er selber diese Intelligenz ist. Das nennt man dann ERWACHEN!

F: Erkenntnis vollzieht sich anfangs immer in der Dualität: Das Wissen spiegelt sich immer von außen nach innen.

RB: Irgendwann ist es nicht mehr wichtig, die Erkenntnisse von außen zu holen, weil man sie in seinem ganzen System integriert hat. Ein Mensch zieht mit seiner Magnetkraft von außen immer nur das an, was er noch lernen will. Wenn er es erkannt hat, gibt es das gar nicht mehr. Es ist noch existent in der Schöpfung, aber nicht mehr für ihn persönlich. Egal was geschieht, es ist immer unser eigener Lernprozess.

F: Was ist mit dem „Bösen“, mit dem „Dunklen“? Zieht der Mensch diese Kräfte auch von außen her an?

RB: Der Künstler in einem selbst hat dunkle und helle Farben. Je mehr man das Ganze erkennt, desto klarer versteht und sieht man, dass auch die dunklen Farben zum Bild gehören; aber man will am liebsten die hellen Farben nehmen, solche, die nahe beim Göttlichen stehen, weil man denkt, die dunklen Farben nicht mehr zu benötigen. Nur die hellen, nur das Licht zählt. Aber es geht erst, wenn man das Dunkle erkannt und verstanden hat!

F: Hängt das auch mit dem Urteilen zusammen? Man sortiert im Kopf oft das, was gut, und das, was nicht gut ist. Wie sich der andere verhält, welche Energie fremde Menschen ausstrahlen und vieles mehr. Wenn man wirklich erkennt, urteilt man dann nicht mehr?

RB: Man urteilt nicht mehr, und dadurch bindet man nicht mehr. Natürlich kann man vergleichen. Das kann schon vorkommen, manchmal mehr manchmal weniger. Wenn es häufiger vorkommt, dann ist es absolutes Nicht-Wissen. Wenn ein Mensch erkennt und weiß, warum der andere handelt wie er handelt, dann sieht er nur ein unschuldiges Wesen vor sich, welches noch verkrampft ist, aber der Mensch selber hat es nicht nötig. Er empfindet nur die Liebe und sucht in anderen nichts mehr, weil er dieser Erfahrung nicht mehr bedarf. Er hat erkannt! Er sieht, dass er irgendwann genauso verkrampft war. Das ist wahres Erkennen im Inneren, das muss man nicht mehr mit etwas im Äußeren verbinden.

F: Krishnamurti hat einmal gesagt: „Wenn der Verstand still ist, arbeitet der Geist. Das ist die Intelligenz des Universums!" Eine wirkliche Einsicht ist deshalb nur dann möglich, wenn keine Erinnerung und daher keine Zeit mehr existiert.

RB: Man nimmt die Zeit, aber man bindet diese nicht. Es ist ein Zeit-Spinnennetz. Man bindet etwas, und das hat wieder seine Vorgaben, man sieht nicht hindurch. Wenn man das Ganze sieht, dann gibt es die Zeit nicht mehr, man schaut hinter das Spinnennetz. Alle Erinnerungen sind in den Zellen gespeichert. Sie sind natürlich auch sehr wertvoll. Sie sagen einem, was man machen und was man lieber sein lassen sollte. Die absolute Intelligenz wirkt auch hinter allen Zellstrukturen.

Die Zelle ist die Liebe – wenn die Zelle ganz rein ist und absolute Liebe zu allem verströmt. In ihr sind alle Erfahrungen gespeichert, die positiven wie die negativen. Das ganze Geschehen bildet ein Spinnennetz, in dem man sich verfangen kann. Die wahre Intelligenz wirkt auch auf der Ebene der Zellstruktur.

F: Das Bewusstsein wirkt letztlich aber auch auf die Zellintelligenz ein. Zahlreiche Versuche, etwa im Bereich der Hypnose, bestätigen den sogenannten „Placebo-Effekt“: Wenn jemand ein kaltes Bügeleisen auf dem Arm bekommt, kann er, unter der entsprechenden Suggestion, Blasen entwickeln, auch wenn das Bügeleisen gar nicht eingesteckt und eiskalt war.

RB: Das persönliche Bewusstsein ist zu 80% gespeicherte Fantasie. Verschiedene Bilder, die einen prägen: Das ist das tägliche Bewusstsein, aber nicht die Wirklichkeit. Es ist alles eine Speicherung. Die Gefangenschaft im Spinnennetz, die meldet sich bei den Zellen.

F: Diese Speicherung, die wir selber ausgelöst haben, können wir aber auch selber durchleuchten, transformieren oder überwinden.

RB: Das ganze Leben ist eigentlich Hypnose. Der Mensch kann aber mit dem absoluten Bewusstsein eins sein, er kann irgendwann wählen, ob er einen Körper annehmen oder in anderen Galaxien verweilen will. Er hat irgendwann die vollkommen freie Wahl, weil er bewusst ist. Das Bewusstsein muss einen nur finden. Man muss es erkennen, und wenn man handelt, dann nicht mit fatalen Folgen, sondern aus freien Stücken.

Ein Mensch ist alles – ein volles Bewusstsein und auch die Spiegelung von diesem Bewusstsein. Das alles ist Leben. Je bewusster man ist, umso bewusster wählt man.

Man kann zum Beispiel keine Schildkröte mehr sein, weil es keinen Sinn mehr macht. Man kann das oder jenes sein, wenn man darin einen Sinn sieht, aber nicht, weil der Mensch etwas „muss“. Die Freiheit ist dann eine Freiheit auf allen Ebenen, unabhängig von der Schöpfung. Der Mensch ist frei, er selbst zu sein.

F: Bedeutet dies, dass irgendwann in der Bewusstseinsentwicklung das Vergleichen und die Bewertung keine Rolle mehr spielen, sondern die Sinnhaftigkeit das Einzige ist, was zählt?

RB: Der Zustand des „Ich bin“ bedeutet, dass ein Mensch die absolute Liebe geworden ist – und diese wertet nicht. Egal, was gerade gespiegelt wird, der Mensch sieht einen Sinn darin. Es ist ein Zustand.

F: Ja, das ist alles gut nachvollziehbar. Aber trotzdem tauchen manchmal alte Erinnerungen oder Muster auch in solch einem Zustand auf. Auf der einen Seite weiß man alles, und trotzdem kommen die Momente, in denen man sich Sorgen macht, Zweifel hat, sich zwischen zwei Möglichkeiten plötzlich zerrissen fühlt.

RB: Das ist doch ganz normal. Ich erwarte von mir nicht, dass ich alles wissen soll. Ich bin noch nichts, aber ich weiß, ich werde alles wissen. Ich werde diesen Zustand erreichen und auch alles lieben. Jeder Mensch ist auf dem Weg zu diesem Zustand.

F: Sind es unsere Erwartungen, mit denen wir einen gewissen Druck auf uns ausüben? Das bekannte: „Ich soll, ich muss … "

RB: Ja, genau. Das ist alles noch das Nicht-Wissen, das dieses Spielchen veranstaltet. Der Mensch steckt noch tief drin, ganz tief drin in diesem Spiel. Ein bisschen mehr Wissen ist schon so viel!

F: Fängt der Weg aus dem Nicht-Wissen mit der Frage „Wer bin ich?" an?

RB: Das Wissen und das Nicht-Wissen bilden eine vollkommene Einheit. Sie gehen immer zusammen. Wenn man sagt: „Ich will jetzt nur das Göttliche", dann nimmt man mit dieser Aussage auch etwas vom Nicht-Wissen mit. Das kann man nicht trennen. Wenn man einen Teil sucht, wird stets auch der andere Teil aktiviert. Das Leben und das Wissen bilden ewig eine Einheit. Es wird ewig Leben geben in allen seinen Variationen. Das Spiel der Schöpfung kommt niemals an ein Ende!

3

Vom Ich zum Selbst

Der Prozess des Bewusst-Werdens ist dadurch charakterisiert, dass man im Leben keine Trennung mehr empfindet, die Schöpfung als Einheit sieht und sich selbst mit dieser Einheit identifiziert. Die Einheit liegt in jedem verborgen. Solange sie verborgen ist, erfährt der Mensch sie als Trennung. Er sucht jedoch in den vielfältigsten Aktivitäten nach dieser Einheit, was wir dann so schön „das Leben" nennen. Dies ist ein von der Schöpfung so gewollter Prozess, um aus der Trennung in die Einheit zurückzukehren!

Auch das absolute Bewusstsein liegt im Verborgenen, doch wenn man genau hinschaut, erkennt man dessen funkelnde Spiegelungen in der Schöpfung. Die Schöpfung, auch wenn das nicht immer offensichtlich ist, stellt eine Spiegelung des absoluten Wissens durch das Nicht-Wissen dar. Daher ist Vorsicht geboten: Spiegelungen entsprechen nicht der Wirklichkeit! Man kann dies vielleicht besser in einem Bild aus der Natur verstehen: Die Sonne spiegelt ihr

Dasein durch den Regenbogen, doch um den Regenbogen sehen zu können, muss man die Sonne nicht unbedingt erschauen. Deshalb zweifelt man aber noch lange nicht die Existenz der Sonne an. So ist auch ein Mensch eine Spiegelung – nicht der Sonne, sondern des Allwissens (des absoluten Wissens).

Es ist ein großes Spiel, in dem sich alles um die Einheit dreht. Allein der Mensch – mit seinem momentanen Bewusstsein – nimmt eine Trennung wahr: So sieht er erst den Regen, dann den Regenbogen und schließlich die Sonne. Das ist die Trennung durch das menschliche Bewusstsein. Es trennt durch Illusion, durch Begrenzung. Im absoluten Bewusstsein dagegen bilden Regen, Regenbogen und Sonne eine Einheit.

Diese Trennung entsteht, da der Mensch nach und nach all seine Sinne und Wünsche erleben und erkennen will. Die Begrenzung gehört zu seiner Unwissenheit. Dabei ist sie nicht sinnlos: Im Gegenteil, sie ist höchst kreativ! In diesem Raum können alle menschlichen Sinne erlebt und genossen werden, damit die Schönheit des Erkennens sich entfalten kann. Durch das Erkennen lernt der Mensch sich selbst kennen, die Rollen, die er übernommen und wieder abgelegt hat, seine Illusionen und Wünsche. Er erkennt alle seine Facetten, einschließlich seiner Unwissenheit. Sein Bewusstsein wandelt sich dadurch, und er kann seine vielfältigen Gesichter durch die Liebe in sich aufnehmen.

Das Wissende und das Unwissende finden sich in ihm zusammen durch die Liebe – sein wahres Bewusstsein. Sein höheres Selbst erkennt nur die Einheit und die Perfektion. Es ist ein Prozess langen Suchens, bis der Mensch diese Einheit in sich erlebt! Diese Suche bereitet natürlich auch Freude, denn der Mensch nimmt mit Lust und Spaß am Spiel teil. Bestimmte neue Rollen ziehen ihn an, weil er Freude am Lernen hat. Je näher man zur Einheit kommt, umso mehr empfindet man die reine Liebe. Der Mensch erkennt durch die Freude am Spielen und die Freude am Lernen, dass das Leben pure Liebe ist!

Die Liebe ist der Weg von der Trennung zur Einheit. Der Mensch liebt sein Leben. Er liebt sich selbst. Er hat begriffen, dass die Liebe der Ursprung von allem ist. Er sendet sie aus und bekommt sie wieder. Eine fantastische harmonische Bewegung. Ein Mensch, ein Ich, schwingt mit den Naturgesetzen und lebt dadurch in Einheit. Einheit ist zugleich Freiheit. Ein Kunstwerk von unbegrenzter Schönheit manifestiert sich im alltäglichen Leben. Anstatt aus Unwissenheit Probleme zu erzeugen, sucht man Lösungen für die weitere Entwicklung und das innere Wachstum. Man kennt die Naturgesetze und fließt mit dem natürlichen Strom des Lebens. Alle Impulse, „noch etwas haben oder tun zu müssen“, fallen weg. Der Mensch fühlt sich nicht mehr getrennt. Er lernt, sein Lebensschiff durch den Impuls der Liebe zu steuern. Die Liebe ist die führende Kraft. Das ganze Leben in seiner Vielfalt ist die Liebe.

Es ist ein Weg voller Erfahrungen, bis man schließlich diesen Bewusstseins-Zustand erreicht. Man integriert dabei jede kleine und große Erkenntnis, die man aus kleinen und großen Stolpersteinen gezogen hat. Kann man letztendlich alles wissen und alles lieben? Solange man noch nicht in der Lage ist, alles auf seinem Weg in sich zu integrieren, kann man auch nicht wahrhaftig lieben. Wahrhaftig zu lieben bedeutet: Alles zu verstehen und alle Zusammenhänge zu begreifen. „Alle Zusammenhänge" meint wirklich alle, ansonsten stünden im Inneren des Menschen kleine oder große Räume leer, die weiterhin mit Erkenntnissen befüllt werden wollen.

Dabei sind es gerade die unangenehmen Erfahrungen, die Lebenskrisen, die schweren Hürden, die Traumata oder die unterdrückten Opfer-Rollen, die man ungern erneut anschauen möchte, die jedoch durchschaut und integriert werden wollen. Nur dann entsteht ein komplettes, umfassendes Bild eines „ICH". Man kann dadurch verstehen, dass jede Aufgabe, die man im Leben gestellt bekommen hat, aus Liebe zum Lernen da war. Jede bewältigte Aufgabe war eine Botschaft der Liebe. Wenn der Mensch in der Lage ist, dies in jeder Zelle anzunehmen, lösen sich die Verhärtungen in ihm und werden weich – er kann sich selbst heilen. Diese Lockerung minimiert die Stolpersteine (oder verkleinert sie zumindest) und ebnet den Weg zum vollen Bewusstsein – durch das höhere Selbst.

Bei jedem Mensch gestalten sich der Weg der Liebe und das Erkennen anders. Es ist ein individueller Weg, auf dem das Individuelle wahrhaftig ist. Jeder wird das Integrieren der eigenen Erfahrungen anders erleben, es mit einer anderen Geschwindigkeit bewältigen, da jeder gemäß seines momentanen Bewusstseins-Zustandes agiert und dessen Kenntnisse umsetzt. Es ist kein leichter Weg. Der Mensch erkennt sein „Ich bin", erfährt sich selbst und kann nichts mehr nach außen projizieren. Es ist einfach nicht mehr möglich! Ein Mensch ist, was er denkt. Er ist frei, weil er alles darf. Es ist eine absolut neue Qualität, wenn der Mensch durch sein „Selbst" die Realität erschaffen kann. Das befreit und gibt Kraft, auch wenn man ab und zu an der Richtigkeit der Geschehnisse zweifelt. Diese befreiende Kraft ist so anziehend, dass sie kurzfristigen Zweifel gut überwinden kann. Durch sie trichtert man sich nach und nach weitere Kenntnisse ein, weil man – einmal angefangen – immer mehr wissen will. Das Nicht-Wissen verschwindet deshalb jedoch nicht vollständig, man integriert es dadurch nur. Man versteckt und verheimlicht nichts mehr, womit man nicht einverstanden wäre. Man spricht offen und klar, weil man aus dem wahren Selbst spricht.

Das alles hat natürlich auch Einfluss auf das soziale Leben, ganz gleich ob es sich um private, geschäftliche oder gesellschaftliche Verbindungen handelt. Es wird nichts verheimlicht und alles ans Licht gebracht. Nur so kann eine Reinigung geschehen, eine wahre Heilung von alten Lasten und Verhärtungen – auf individueller wie auf planetarischer Ebene.

Diese Veränderungen und Entwicklungen sind an Zeit und Raum gebunden. Aussagen wie „Ich muss!“ oder „Schnell, schnell!“ sind typisch für eine vom Ego ausgelöste Ungeduld. Das Ego ist immer an Eile und Zeitdruck gebunden. Je mehr man loslässt und vom Ego zum „ Ich“ findet, desto deutlicher erkennt man, dass Eile Illusion ist, weil alles da ist, was man benötigt. Die Eile ist nur ein illusorischer Gedanke (eine Reflexion), nicht die Wirklichkeit. Dadurch, dass man alles – auch die eigene Ungeduld – in sich integriert, erkennt man schneller, wenn sich ein inneres Druckgefühl aufbaut. Je schneller man das erkennt, desto weniger wird man da hineingeraten, denn ab einem bestimmten Punkt versteht man, dass es nicht möglich ist, die Situation durch Druck zu lösen oder durch Eile zu beeinflussen, da diese einen eigenen, reflexartigen Charakter hat. Eile ist nur die Spiegelung des Egos, eine Reaktion auf eine Situation, aber nicht die Situation selbst. Die Eile baut im Bewusstsein eine Begrenzung um ein Geschehen herum auf, die es unmöglich macht, eine Wirklichkeit wahrhaftig bewusst anzunehmen und zu erleben.

In der heutigen Gesellschaft ist die Eile ein verbreitetes Phänomen. Viele Menschen leben von der Überzeugung, dass sie durch eiliges Schaffen und Hantieren viel erreichen können, und sie hoffen, dadurch geschätzt und anerkannt zu werden. „Alles auf einmal!" – dies könnte das überspitzte Motto der modernen Gesellschaft sein. In Wahrheit jedoch führt dieses quantitative Hantieren und Herumhetzen zu Stress oder gar Burn-Out. Die modernen technologiegetriebenen Menschen leiden unter Schlaflosigkeit, Nervosität und Depressionen – ein Mangel an qualitativen Momenten! Den eigenen Stress-Mechanismus und die angespannte geistige Anlage kann man nur erkennen, wenn man Ruhe findet und sein Denken in Stille versetzt. Die Eile schiebt die Menschen immer mehr in Richtung quantitativen Hantierens, das zudem vermeintlich immer schneller geschehen muss; die Ruhe hingegen konfrontiert sie mit der Frage: „Warum?" Die Antwort liegt im eigenen Bewusstsein, dem die Sinnhaftigkeit wichtig ist.

Im Hintergrund von Schnelligkeit liegt Ruhe. Die absolute Stille kennt keine Eile, sie kennt nur die Liebe – das ist sehr wichtig für die moderne Zeit, in der die Tage immer schnelllebiger werden. Dabei ist die schnelllebigste Zeit die größte Ruhe. In ihr liegt alles verborgen, die ganze Schöpfung, das Wissen und die Liebe. Je ruhiger man ist, umso leichter kann man loslassen. Man hetzt sich nicht und bindet sich damit nicht an die Zeit, man ist freier – und die Geschehnisse können ihren natürlichen, sinnhaften Lauf nehmen. Man bekommt in der richtigen Zeit alle Antworten auf seine Fragen, da man keinen Druck und dadurch auch keinen Widerstand erschafft oder gar ausübt. Die eigenen Wünsche stehen nicht mehr im Vordergrund. Man fließt mit dem Fluss des Lebens und befindet sich in Harmonie mit den Naturgesetzen.

Wenn Gedanken und Gefühle miteinander harmonieren, löst sich die Zeit praktisch auf, und alles, was existiert, ist das volle Bewusstsein, das im gegenwärtigen Moment – im Jetzt – präsent ist. Das Bewusstsein ist nicht an Zeit gebunden, es kann alles im gleichen Moment in Erfüllung bringen. Für das Bewusstsein gibt es keine Zeitverschiebung, für das Denken dagegen schon, was sich gerne einmal so ausdrückt: „Ich werde mir irgendwann vielleicht einmal diesen Wunsch erfüllen!“ Das Bewusstsein kennt nur eines: „Ich bin, jetzt!“ Es ist eine neue Auffassung von der Realität und vom Leben, wenn man sagen kann: „So ist es – jetzt!“ Das „Jetzt“ ist faszinierend, es steht für das Beste, was es im Moment gibt. Jeder Mensch ist im Jetzt auf seine individuelle Art ganz und vollkommen. Der Mensch lernt erst durch das Jetzt, was Leben bedeutet, um sich für die Gegenwart vollkommen zu öffnen. Natürlich ist für diesen Reifeprozess auch eine gewisse Erdenzeit vonnöten. Dabei ist es allerdings hilfreich und heilsam, sich vor Augen zu halten, dass die einzige Zeit, die wirklich zählt, das Jetzt ist. Dadurch entfaltet sich die spirituelle Entwicklung harmonischer, das allmähliche

Bewusstseins-Wachstum vom Ich zum Selbst. Es offenbart sich vollständig in demjenigen Moment, in dem man die Einheit in sich verspürt und ganz natürlich danach handelt. Diese Einheit ist ein Annehmen und Loslassen, ein natürliches Kommen und Gehen. Es ist ein Jetzt, ein Hier, in dem Heilung geschehen kann.

Obwohl der Mensch sich bemüht, im Jetzt zu leben, wird seine Wirklichkeit durch die Speicherung aus seinen Zellen geprägt. Man lebt das, was die eigenen Zellen gespeichert haben, und nur selten das, was tatsächlich wirklich ist. Das allein Wichtige, die absolute Intelligenz, an welcher der Mensch seine Entwicklung ausrichten sollte, wacht hinter dieser Speicherung. In vielen Fällen ist die Wirklichkeit nicht das wahre Jetzt, sondern nur eine Zusammenstellung von gespeicherten Informationen aus der Vergangenheit (Erfahrung) und Vorstellungen über die Zukunft (Illusion und Wünsche). Das erwachte Bewusstsein ermöglicht es, hinter diese zwei Gegebenheiten zu schauen und sich für die übergreifende absolute Intelligenz zu öffnen. Eine Zelle ist immer eine Speicherung. Das Wichtigste, was eine Bewegung und Weiterentwicklung bringt, liegt hinter ihrer Struktur. Gesammelte und gespeicherte Erfahrungen sind aber wichtig für das menschliche Überleben. Sie sind Teil der Bewusstseins-Evolution. Der Mensch benötigt zum Überleben bestimmte Werte und bestimmte Gesetze, dafür verfügt er über Verstand und Intellekt. Lange Zeit hat der Verstand die Führung gehabt. Durch die menschliche Weiterentwicklung, die nicht mehr so stark am reinen Überleben orientiert ist, öffnet sich der Zugang zu einer weiteren Kraft, die eng mit der absoluten Intelligenz in Verbindung steht – der Intuition. Sie führt direkt in den Moment eines Geschehens, ohne zeitliche Umschweife über Erinnerung, Erfahrung oder Hoffnung auf eine bestimmte Zukunft. Ihre Kraft entfaltet sich im Moment – ungebunden und spontan. Intuition existiert über die Zeit-Schiene hinaus, sie existiert ausschließlich im Jetzt. Dadurch manifestiert sich die Zukunft am schnellsten (und ruhigsten). In der Vergangenheit hat sich der Mensch über seinen Intellekt hinaus Intelligenz entwickelt. Heute lernt er durch verschiedene Übungswege, Ruhe zu finden, nach innen zu gehen, Gedanken und Bindungen loszulassen und seine Feinfühligkeit zu entwickeln, damit er mehr im Jetzt leben kann. So gelingt es ihm schrittweise, mit seiner Intuition in Verbindung zu treten. Durch sie ist er mit der absoluten Intelligenz verbunden.

Die Intuition ist eine Gabe, die man trainieren sollte. Es scheint so, als ob es leichter wäre, sich auf Verstand und Intellekt zu verlassen. Es ist nichts Ungewöhnliches für einen normalen Alltag. Die Bewusstseinsentwicklung fordert jedoch eine Umstellung, die darin besteht, sich auf die Intuition zu verlassen. Die Intuition führt zur Quelle, zu den wahren Antworten auf alle Fragen des Seins. Es ist wichtig, im Alltag ständig achtsam die eigenen Handlungen und Gedanken anzuschauen: Was überwiegt – das Denken, der Intellekt oder die Intuition? Meistens führen die Gewohnheiten und Handlungsmuster zu einer Handlung, die auf einer rationalen Entscheidung basiert – das Ergebnis ist daher logisch zu ermitteln oder planbar. Das Ganze ähnelt einem Schachspiel. Logische Zusammenhänge sind schneller ersichtlich und kontrollierbar, deshalb haben sich die meisten Menschen darauf geeinigt, sich auf „intellektuelle", rationale Entscheidungen und Handlungen zu stützen. Einfacher wird eine Situation (eigentlich keine) dadurch zumeist nicht. Wenn allein Intellekt und Vernunft eine Rolle spielen dürfen, bedeutet das, dass wichtige Ebenen der absoluten Intelligenz – und damit die Ganzheitlichkeit des Menschen – ausgeblendet werden. Daraus resultieren innere Kämpfe, statt aus ruhiger Entspannung zu handeln. Der Kampf entsteht durch die Unterdrückung der Intuition. Das ruft Zweifel an der Richtigkeit des Empfindens hervor. Natürlich wird der Intellekt die scheinbar ultimative Lösung für die Situation ausklügeln – stets in strammer Verbindung zur Sicherheit. Das Bewusstsein im höheren Selbst wird jedoch neugierig, die Verbindung zum Absoluten zu suchen und den Funken der Intuition zu zünden. Dieses innere Schwanken zwischen sicherheitsgebundenem Verstand und freiheitsliebender Intuition gehört ganz zentral zum Prozess der Bewusstseinsentwicklung – es ist eine Schulung, die aus der Intuition heraus erfolgt!

Ein Gefühl von Unsicherheit gehört zu dieser natürlichen Entwicklung auf dem Weg zum Erwachen des Bewusstseins. Die innere Unsicherheit zeigt sich auch in den hellsten Köpfen, denn durch sie wird überprüft, woran sich der Mensch orientiert – am Bekannten (Denkmuster) oder am Erkannten (das höhere Selbst). Der Alltag bietet zahlreiche Möglichkeiten, um die Intuition immer weiter zu schulen, sie zu trainieren und ihr zu vertrauen – von kleinen Schritten bis hin zu großen Entscheidungen. Wenn man offen ist, nimmt man diese Chancen wahr und entwickelt einen ganz eigenen, individuellen und einzigartigen Zugang zu dieser Quelle der Weisheit.

Die Intuition trägt weibliche Aspekte in sich – sie ist spontan, feinfühlig und offen. Sie führt den Menschen zurück zur absoluten Intelligenz. Die Bewusstseinsentwicklung beginnt mit der Geburt, die weibliche Anteile in sich trägt, und führt einen weiter durch die Überlebensphase mit männlichen Anteilen, durch das Durchsetzen der eigenen Bedürfnisse und das rationale Erkennen. Die Entwicklung vollzieht sich weiter, hin zur Intuition, die durch die absolute Intelligenz zum absoluten Bewusstsein führt – beide bilden eine Einheit. Männliche und weibliche Anteile sind in verschiedensten Formen in jedem Moment präsent: Die Intuition erkennt und integriert sie. Dadurch zeigen sich Möglichkeiten, um aus dem Moment heraus etwas Neues entstehen zu lassen, befreit von Vergangenheit und Zukunft.

Dieses Frei-Sein von zeitlicher Gebundenheit an vergangene Erinnerungen ist bei der Entfaltung des Selbst sehr wichtig. Man ist dadurch nicht mehr Teil der Kette von Ursache und Wirkung. Wer geistig wach ist, fließt immer mehr *mit* dem natürlichen Zeitgeschehen, anstatt dagegen. Man findet Erfüllung in sich und bindet sich nicht mehr an das Äußere. Aus dieser inneren Fülle gestaltet man eine neue Qualität von Beziehungen, die ein Ausdruck der inneren Freiheit sind. Solche Beziehungen geben Raum zur Selbstentfaltung und bieten Halt, um sich gegenseitig in Liebe neu zu begegnen. Es werden Bindungen geboren, für die ein ausgeprägtes Selbstbewusstsein unverzichtbar ist. Diese können dann über den bisherigen Entwicklungstand weit hinausführen. Das bezeichnet man als die Entfaltung und Integration von Liebe und Wissen. Aus der neugewonnenen inneren Ruhe und einer tiefen, selbstlosen Liebe heraus betrachtet man die Geschehnisse im eigenen Leben und kann sich bewusst entscheiden, was einem wichtig ist und was man loslassen möchte. Manche Aspekte von Unwissenheit, wie undifferenzierte Ängste oder die latente Sehnsucht nach Sicherheit, Anerkennung und Erfolg sowie das Bewerten anderer und mangelnde Liebe zu sich selbst, können noch dazu führen, dass man sich an bestimmte Dinge klammert und sie nicht loszulassen vermag. Es geht dabei meistens um alte Bindungen aus der Vergangenheit. Diese gilt es in der Gegenwart achtsam anzuschauen und zu verstehen. Sobald man den Grund des Klammerns und der Anspannung versteht, kann man diese Aspekte loslassen und sich dadurch selbst befreien. Das bewusste Erkennen im Jetzt bewirkt diese Befreiung eines Menschen von Bindungen an Zeit und Raum – an die Vergangenheit. Die Intuition führt ihn schließlich weiter. Dieser Weg führt vom Ego zum Selbst, zur absoluten Intelligenz, zur vollkommenen Glückseligkeit, in der alles Gesuchte sich in Fülle befindet. Es ist ein Ort, der nur in vollkommener Ruhe und Stille gefunden werden kann. Man entdeckt ihn, wenn man die Ruhe und Einheit in sich selbst verwirklicht. Es führt kein anderer Weg an diese Geburtsstätte des Bewusstseins.

IM GESPRÄCH

F: Es ist klar, dass das Bewusstsein keinesfalls eine Addition von Wissen ist, sondern Bewusstsein ist das, was dahinter liegt.

RB: Alles Wissen ist letztendlich Bewusstsein in zahllosen Variationen. Das Bewusstsein ist die Grundlage von allem Wissen. Das Bewusstsein ist stärker als alle Illusionen, in denen viele Menschen noch immer leben.

F: Dadurch kann man noch deutlicher verstehen, dass auch nur ein bisschen Wissen bei einem Mensch schon viel zu bewirken vermag. Es bedeutet auch, dass jeder Mensch, der einen Schritt zum Wissen macht, diesen Weg für die anderen erleichtert.

RB: Ja, so ist es. Es geschieht im Quadrat. Bleiben wir bei einem Beispiel. Wenn Christus dem Gelähmten sagt: „Stehe auf und gehe!“, zeigt er sein hohes Bewusstsein, aber gleichzeitig löst er auch eine entsprechende Reaktion aufseiten des Gelähmten aus. Hier begegnen wir natürlich dem ganzen Ursache-Wirkungs-Komplex des Gelähmten. Da treffen zwei Kräfte aufeinander, die zusammenpassen müssen.

F: Könnte man sagen, dass ein universelles Heilungsfeld wieder das gestörte Feld des Gelähmten ordnet? Dieses Heilungsfeld überwindet das gestörte Feld und bringt es in Ordnung?

RB: Ja, genauso ist es. Heilung wird möglich durch Bewusstwerdung. Der Sinn liegt darin, dass man das Spiel vom Zeit und Raum erkennt; dass man versteht, was Kommen und Gehen bedeutet. Wenn ein Mensch einfach nur meint: „Komm und lebe, und zwar so lange, wie ich es will!", dann macht er einen riesigen Fehler, weil es nicht dem Ablauf des wahren und natürlichen Kommens und Gehens entspricht, sondern dem persönlichen Willen. Je mehr ein Mensch erkennt, umso weniger hat er den Wunsch, ewig in einem gesunden Körper zu leben, sondern er will nur ganz in Harmonie mit dem Naturgeschehen bleiben. Es bedeutet, mit dem Fluss zu fließen.

Wer geistig wach ist, ist immer mehr mit dem Zeitgeschehen verbunden und lebt nicht dagegen. Es geht nicht um das Festhalten eines Zustandes innerhalb einer Bewegung, sondern um einen Zustand, der sich nicht bewegt und nur IST. Die Intelligenz will eine Bewegung, will Veränderung. Aber es gibt keinen Zustand, den man sich wünscht und der nicht in einer Harmonie ist mit diesem natürlichen Geschehen von Zeit und Raum. Immer mehr Bewegung zwischen Kommen und Gehen ist ganz normal; und eine Bindung sollte keine Erwartungen haben, die sollten im Hintergrund bleiben. Wer in einem erwachten Bewusstsein lebt, wird auch erwacht in seinen Beziehungen leben. Frei, liebevoll und ohne Anhaftung. Da gibt es keinen Wunsch mehr, der gegen die Schöpfung gerichtet wäre, sondern alles vollzieht sich im Einklang mit der Schöpfung.

F: Es geht also um die Grundwahrheit: Nicht mein, sondern dein Wille geschehe! In dem Augenblick lässt man diesen Fluss ungehindert strömen, und das Ganze, auch die Heilung, entfaltet sich in der Harmonie mit dem geistigen Gesetz. Das kleine „Ich" mischt sich nicht länger ein. Wenn man Erwartungen vor das natürliche Geschehen stellt, blockiert man damit den Fluss des Lebens. Man ist darauf fixiert, dass die „Er-wartung" in Erfüllung geht, und bemerkt dabei gar nicht, was das Leben, die Bewegung, auf ganz einfache, natürliche Weise mit sich bringt.

RB: Absolut zutreffend! Das Ich fließt mit dem großen Ich, mit dem Schöpfer-Strom.

F: Das kleine Ich will zum Beispiel, dass der geliebte Hund nicht zwölf Jahre alt wird, sondern zweiunddreißig. Ist das richtig?

RB: Ja, das ist richtig. Genauso ist es. Das ist der entscheidende Unterschied. Das große „Ich" fließt mit dem Strom des Lebens, das kleine „Ich" erwartet immer irgendetwas.

F: Kann man dann sagen, dass das Bewusstsein in das Unbewusste eintritt und es so imprägniert, dass es von diesem Augenblick an die Leitung übernimmt?

RB: Der ewige Weg des Bewusstseins ist das Spiel von Zeit und Raum, bis das Ganze erfüllt ist. Darin entfaltet sich alles Erkennen. Das ist der ursprüngliche Prozess.

Dann kommt das Ich. Ein Ich braucht zuerst ein „Du". Das Ich wird durch das „Du" beeinflusst, und es kann sich verändern, wenn das Ich erkennt: „Ich bin ich selbst!" Ein Ich erkennt sich in allen Stufen, in allen Ebenen, bis zum Göttlichen.

F: Bedeutet es auch, dass ein Ich, die Individualität, wachsen und sich ändern kann, ein Ego dagegen nicht?

RB: Das Ego steht für das Nicht-Wissen. Es ist ein Überlebensprinzip. Das Wissen bedeutet, dass ein Ich alles kennt – die ganze Schöpfung, alle Bewegung, Zeit und Raum. Der Mensch befindet sich auf dem Weg vom Nicht-Wissen hin zum Wissen. Der Weg fängt bei einem „Du" an. Ein Mensch lebt zuerst in diesem „Du". Alles wird ihm von außen gespiegelt. „Ich bin im Du etwas", könnte das Motto lauten. Aus dieser Überzeugung entsteht in letzter Konsequenz das Ich.

F: Das Erkennen ist aber nicht an Zeit und Raum gebunden. Eine Erkenntnis ist frei von Zeit und Raum.

RB: Es gibt nur ein Spiel – und das ist Zeit und Raum. Dann gibt es noch das Wissen, was außerhalb von Zeit und Raum ist.

F: Das Erkennen beschleunigt alles. Die innere Entwicklung verläuft dann rasend schnell. Was ist mit der Liebe? Entwickelt sie sich gleichzeitig und im gleichen Tempo?

RB: Solange ein Mensch sie von außen benötigt, hat er noch seinen Weg zur wahren Liebe zu gehen. Der Weg fängt bei einem „Du" an. Man braucht den anderen, weil man sich selbst noch nicht gefunden hat. Im Inneren des Menschen ist schon alles vorhanden, das Männliche wie auch das Weibliche. Sie bilden eine Einheit. Damit das Leben entsteht, sucht er das erst im Äußeren, in der Polarität. Von der Bindung nach außen kehrt er dann irgendwann wieder zurück durch das Erkennen des Ichs. Wenn sich ein „Ich" erkennt, verdoppelt sich die Kraft der Liebe, weil es von außen nichts mehr braucht – es liebt. Am Anfang sollte man wahrscheinlich statt „Ich liebe Dich" sagen: „Ich brauche Dich." Erst wenn sich ein

Mensch kennt, kann er „Ich liebe Dich, weil ich mich liebe“ sagen. Es geschieht eine Erhöhung der Liebe, weil das Brauchen wegfällt. Es gibt nicht länger mehr ein Ich und ein Du – es gibt nur noch die Liebe.

F: Wie kommen Intuition und Liebe zusammen?

RB: Das vollzieht sich parallel. Das absolute Bewusstsein ist voller Liebe. Das ist das Gleiche. Intuition ist der Weg. Dieser führt nicht durch den Intellekt, sondern direkt zur Quelle.

4

Liebe und Bewusstsein

Bei einem Spaziergang in der Natur kann man vieles beobachten: Ruhe und Schönheit, Einfachheit und Natürlichkeit beschenken, berühren oder bewegen ohne Worte. Was jedoch am tiefsten berührt, entspannt und heilt, ist das Erkennen: „So ist es, und so ist es richtig!" Wenn man die Natur aus seinem Inneren heraus betrachtet, denkt man nicht, dass ein Baum weiter rechts und der andere weiter links stehen sollte, dass die Äste nicht symmetrisch wachsen und die Blätter nicht alle gleich groß sind. Man betrachtet die Natur als Ganzes, als ein vollkommenes Bild, und erfreut sich an dem, was IST. Gerade in dieser Vielheit erkennt man die Einheit. Man nimmt sich als Teil der Natur wahr – das ist Vollkommenheit, ein Ausdruck des absoluten Bewusstseins!

Während ein Mensch wächst und sich entwickelt, begegnet ihm diese Einheit immer öfter. Er sieht, dass unbegrenzte Unterschiede existieren. Die Verschiedenheit ist nicht fixiert und entsteht immer neu, weil die Schöpfung unbegrenzt ist. Und hinter all dem lebt und wirkt eine Einheit. Der Mensch kann sie durch sein inneres Wachstum erkennen, im Gegensatz zu den Tieren, die zwar auch Teil dieser Mannigfaltigkeit sind, sie jedoch nicht zu erkennen vermögen. Je nachhaltiger der Mensch an die Zeit gebunden ist, desto mehr Erfahrungen prägen ihn und desto häufiger reflektiert er und fragt nach dem „Warum?“ Das Erkennen geschieht schnell, daher kann ein Mensch die Einheit in kürzester Zeit in sich erfahren und sich der Liebe öffnen. Durch die Einheit erkennt der Mensch, dass die Liebe hinter allem steht. Liebe, die keine Grenzen kennt, die unschuldig und einfach IST.

Viele Menschen beschreiben dieses Erkennen als „einen Schub der Liebe“, der plötzlich wie ein Blitz eintritt – ohne ihn beeinflussen zu wollen oder festhalten zu können. Er ist da, stark und unschuldig, rein und klar. Durch diesen starken Impuls – nennen wir ihn „Liebesblitz“ oder „Liebesschub“ – erkennt man plötzlich eigene Muster, die man in und um sich herum aufgebaut hat, aus der Überzeugung heraus, die Liebe schützen zu müssen. Man erkennt plötzlich die Erwartungen, die man an die Liebe hatte, und erschaut gleichzeitig die Unschuld, welche die Liebe in sich trägt. Jedes Wesen ist, wie es ist, und trägt keine Schuld dafür. Es sind allein die aufgebauten Erwartungen, die in jemandem etwas anderes sehen möchten und blind dafür sind, das wahre, unschuldige Wesen zu sehen. Wenn das Schuld-Bewusstsein durch das Erkennen der Unschuld geheilt ist, dann entsteht eine allumfassende Liebe zur Schöpfung, zum Leben, zu sich selbst und zu den anderen. Es ist ein dynamischer Zustand, der sich immer weiter entwickelt. Erst dann lernt der Mensch, wie groß die Dynamik und die Vielfalt der Schöpfung sind. Man neigt dazu, diesen Zustand zu behalten oder immer in ihm zu bleiben. Eine solche Neigung blockiert die Schöpferkraft. Das Bewusstsein wächst und entwickelt sich in der Bewegung mit der Schöpferkraft. Es gibt keinen Zustand, den man sich wünschen kann, sondern es gibt nur einen Zustand, der sich in Vollkommenheit aus der Harmonie mit der absoluten Intelligenz, der Schöpfung an sich, natürlich entfaltet. Man spricht auch gerne davon: „Im richtigen Moment am richtigen Platz zu sein." Es ist kein gewollter, gewünschter oder erwarteter Zustand, in dem sich alles entfaltet – in Harmonie mit dem geistigen Fluss. Hier liegt auch die Antwort darauf, warum man lieben nicht wollen kann.

Ein junger Pianist stand vor einer Abschlussprüfung in der Musikhochschule und litt – nicht zum ersten Mal – unter starken Angstattacken. Zur Kontrolle seiner Ängste und zur Entwicklung von mehr Selbstvertrauen hatte er schon viele Techniken ausprobiert. Jedoch kamen diese Angstattacken wieder, sobald er einigermaßen stabil war. Während einer Behandlung fing er plötzlich an, leise eine

Melodie zu summen. Tränen rannen ihm über das Gesicht. Mitten in der Melodie wurde andeutungsweise ein Lächeln erkennbar, und seine Augen strahlten plötzlich, als er von seiner Leidenschaft zur Musik erzählte: „Mein Vater war streng zu mir. Er wollte nicht, dass ich Pianist werde. Nach dem Tod meiner Mutter, vor zwei Jahren, dachte ich daran, das Studium abzubrechen und den Weisungen meines Vaters zu folgen. Aber Musik ist meine Seele, ich bin Musik. Ich fühle mich erfüllt, wenn ich am Piano sitze. Aufgrund der bevorstehenden Prüfung sehe ich ständig Vaters Gesichtsausdruck. Wenn ich die Prüfung nicht schaffe, wird sich sein Bild von mir bestätigen. Leben kann ich nur die Musik, ich bin kein Ingenieur."

Dann brach er, überwältigt von seinen Gefühlen, in Tränen aus – und ganz plötzlich war Stille im Raum. Er war erfüllt von Liebe. Nach einer Weile sprach der junge Mann davon, wie er seine Liebe ausdrückte: „Ich kann meinem Vater nicht böse sein. Er ist, wie er ist, und er hätte einfach gern das Bild durch mich bestätigt, das er von mir hat. Aber das kann ich nicht erfüllen, denn so könnte ich meine Liebe nicht ausdrücken. Die Musik ist meine Liebe, und sie wird mich führen. Ich weiß es jetzt. Ich sehe es in mir. So ist es!", sagte er. Die Stille im Raum war heilsam. Nach drei Wochen hatte er die Prüfungen geschafft; und heute spielt er auf vielen bekannten Bühnen. Und siehe da: Sein Vater ist sehr stolz auf ihn!

Ein Zustand der Liebe ist dynamisch und führt den Menschen weiter. Er führt ihn zu neuen Geschehnissen, damit der Mensch sich befreien kann durch das Erkennen dessen, was nicht Liebe ist. Auch in dieser Bewegung befindet sich eine Einheit – die Einheit des Seins. Die Liebe sucht diejenigen Aspekte eines Menschen, die noch leiden, die noch mit Erwartungen und Illusionen besetzt sind. Die Liebe wirkt an diesen Stellen wie ein Spiegel, um sie zu erkennen, zu benennen und ins höhere Selbst zu integrieren. Durch die Liebe löst sich das dichte Schmerzhafte und Verkrampfte, es wird weich und fließend. Das Bewusstsein erweitert sich durch die Liebe.

Im Fallbeispiel des jungen Pianisten zeigte sich diese Verkrampfung darin, dass er ein fremdes Bild erfüllen sollte. Doch die Liebe zur Musik und das Verständnis für seinen Vater haben den jungen Mann zu seinem Ursprung geführt, zum wahren Selbst, wo die Lösung für seine Ängste lag.

In jedem Moment, in jedem Zustand sind alle Teile des Menschseins – Ich, Ego und das höhere Selbst – vorhanden, das ist gut so und macht das Menschsein aus. Die Suche nach der Liebe ist ein Weg durch und mit allen diesen Teilen. Das Ego sucht, das Ich fließt gemeinsam mit dem Selbst, und das Selbst schwingt in Einheit mit der Schöpfung. So versteht es sich auch, dass man immer wieder auf Ungeduld oder Wut treffen kann, bis man sie endgültig aus allen Perspektiven erkennt (nicht nur versteht) und in Liebe integriert. Deswegen begegnen einem Menschen auch auf höheren Seins-Ebenen Ereignisse, die ihm schon auf Ego- oder Ich-Ebene begegneten. Auf den höheren Seins-Ebenen kann man sie schneller in Liebe integrieren, weil man im Erkennen schon geübt ist und sie nicht mehr an sich zu binden braucht. So hat die Schnelligkeit in dem Zustand der Liebe einen anderen Sinn. In diesem Zustand ist man stets im Fluss mit dem natürlichen Geschehen. Man erschafft keinen Gegenpol mehr durch seine Wünsche und durch den Willen nach Erfüllung. Man lässt los, und die Schöpfung erschafft die Geschehnisse, die nicht selten wie ein Wunder wirken können.

Wenn man mit dem schöpferischen Fluss in Bewegung ist, muss man sich auch nicht durch Werten oder Urteilen binden, da man versteht, dass jede Bewegung dem Lernen und Wachsen dient, dass man aus allen Begegnungen lernen kann. Das, was man schon erkannt hat, bindet man nicht wieder, auch wenn es zu einer Begegnung kommt. Man bleibt bei sich, bei seiner Erkenntnis, und wiederholt das Altbekannte nicht mehr. Wenn eine Beziehung in Wut auseinandergeht und jeder der Partner seinen Weg gemacht und seine Prozesse erkannt hat, werden bei einer erneuten Begegnung diese Partner sich nicht mehr an Wut binden. Falls sich doch alte Wut zeigen sollte, spiegelt sie dem Partner allenfalls unterdrückte Emotionen – das ist aber keine Erkenntnis im Bewusstsein! Bestimmte Situationen wiederholen sich, weil einem das Erkennen fehlt. Aufgaben auf dem Weg sind in diesem Falle noch nicht vollständig erledigt oder wurden noch nicht wirklich erkannt. Der Weg ist immer höchst persönlich und individuell. Es liegt stets an jedem einzelnen Menschen, was und wie umfassend er in seiner persönlichen Situation erkennen kann und lernen will. Sein Bewusstsein führt ihn jedoch immer dazu, dass er weiter wächst und lernt – durch die Liebe.

Durch die Liebe entfalten sich auch Verständnis und Empathie zu den anderen Menschen. Man weiß, dass jeder nur nach seinem Bewusstseinszustand handeln kann und nicht anders. Diese tiefe Erkenntnis aus der Liebe heraus heilt alle Projektionen, Beschuldigungen und Erwartungen. Die Liebe heilt alte Verletzungen und Seelen-Schmerzen bei sich und bei den anderen. Vorwürfe in Richtung vergangener Erlebnisse sind keine Lösungen für die Zukunft. Die einzige Lösung liegt im wahren Erkennen und Annehmen. Auch wenn der Verstand gerne Verbesserungsvorschläge macht, weiß die Liebe längst, dass alles richtig ist, wie es ist.

Mit der Vergangenheit zu hadern, Eltern, Familie oder andere Menschen als Teil eventueller Misserfolge zu sehen, bringt keine Klarheit für die Gegenwart. In dem Fall einer jungen Frau musste diese ihren Weg über Vorwürfe finden. Sie gab ihrer Mutter die Schuld für ihr eigenes Unglück, weil die Mutter nie den Mut hatte, sich scheiden zu lassen: Der Vater war Alkoholiker. Über der Familie lag ein ständiger Schatten, sie waren alle unglücklich über die familiäre Situation. Die junge Dame war überzeugt davon, dass sie heute viel glücklicher wäre, wenn die Mutter den Mut zur Scheidung gehabt hätte. Es war ein Prozess, in dem sie an einem bestimmten Punkt bemerkte, dass es ja gar nicht um die Mutter ging, sondern um sie selbst, um ihren eigenen Mut, für sich einzustehen. Dadurch konnte sie lernen, ihre Eltern so zu akzeptieren, wie sie waren. Es war sehr schwer, weil die Schuldzuweisungen im Alltag recht schnell ihre Gedanken beherrschten. Eine Veränderung in ihrem Bewusstsein kam, als sie erkannte, dass sie sich in einer Opferrolle befand, über die sie sozusagen die Herrschaft hatte. An diesem Punkt ging es darum, nicht mehr zu reagieren, sondern zu agieren und für sich zu stehen – aus dem Verständnis für sich und ihre Umgebung heraus.

Der Bewusstseinszustand der Liebe ist ein Weg, es ist ein permanenter innerer Wachstumsprozess. Wer ihn wählt, sollte wissen, dass es eine Herausforderung ist. Die Bindung an Zeit und Raum führt einen Menschen genau dorthin, wo er lernen und wachsen kann, um sich von den alten Bindungen zu befreien. Nur so kann er frei und offen sein, um sein wahres Bewusstsein zu leben und mit der Schöpfung zu fließen. Das erwachte Bewusstsein trifft keine fatalen Entscheidungen mehr. Es lebt nicht mehr aus der Folge der Handlungen, sondern wählt durch das Erkennen frei die eigenen nächsten Schritte.

Es liegt in der persönlichen Freiheit, ob sich ein Mensch dazu entscheidet, erneut irgendeine Rolle anzunehmen, die er schon kennt und früher gelebt hat. Es ist jedoch nur dann möglich, wenn er in dieser Rolle einen Sinn sieht. Durch sein Erkennen ist er nicht mehr zum Rollenspiel gezwungen und kann stattdessen frei wählen und entscheiden. Es ist eine freie Wahl auf allen Ebenen, für jede Rolle und in jedem Zustand. Je freier ein Mensch ist, umso bewusster wählt er. Die Rollen, die Situationen oder die Lebensformen, die für ihn keinen Sinn haben, wählt er nicht. Auch bei der freien Wahl ist die Sinnhaftigkeit wichtig.

Aus der Ebene des absoluten Bewusstseins versteht man, dass viele Seelen sich heute inkarniert haben, um der Erde beim evolutionären Umschwung zu helfen. Man kann diesen Umschwung in vielen Bereichen beobachten und erleben. Ein Beispiel dafür sind diejenigen Kinder, die mit dem nun schon altmodisch erscheinenden Schulsystem nicht zurechtkommen und eine andere Art von Pädagogik beanspruchen, oder auch diejenige Generation von Jugendlichen, die neue Kommunikationswege sucht, um schnelle Entscheidungen zu treffen. Diese Unterstützer haben eine freie Entscheidung getroffen, es war kein Wunsch, sondern ein kosmischer Impuls, ohne eine Bindung an etwas Konkretes. Man kann es auch „freies Liebesgeschehen“ nennen. Je freier und bewusster ein Mensch wird, umso mehr gibt es in seinem Leben solche freien Liebesimpulse, die sich durch die Handlungen im alltäglichen Leben manifestieren. Es ist eine Liebe, die frei ist, sie hat es nicht nötig, sich wertvoll zu machen, da sie keinen Opfer-Zustand kennt. Sie kennt auch keine Begründungen im Sinne eines: „Ich tue es, weil...!“ Sie ist ein Zustand ohne Bindung an eine Sache oder an eine Person. Es gibt in diesem Zustand keine Erwartungen, keine Ansprüche, keine Wertung. Es ist ein Sein in der Liebe, das weder Eigenbedürfnis noch Leid kennt. Falls sich das Leiden zeigt, ist es nur eine Mitteilung über einen Aspekt des Lebens, dem noch die Liebe fehlt, aber kein Leiden im Sinne des Opfers eines Schicksals.

Heutzutage spricht man oft über „Kristall-Kinder“, Kinder des Neuen Zeitalters, früher bekannt auch unter dem Begriff „Indigo-Kinder“. Es sind nicht nur Kinder mit besonderen Fähigkeiten, sondern sie haben sich in einer Zeit inkarniert, in der viele alte gesellschaftliche Strukturen und Modelle eine Umwandlung erfahren. Diese außergewöhnlichen Seelen bringen neue geistige Aspekte mit sich, um diese Umwandlung qualitativ zu beeinflussen. Das kommt unter anderem daher, dass diese Kinder oft in alternativen Familienverhältnissen aufwachsen, wo die Eltern vielleicht nicht verheiratet sind oder wo neue sogenannte „Patchwork-Familien" gebildet werden. Alles findet sich problemlos zusammen, und wenn jedes Mitglied ernst genommen wird, dann können Harmonie und Verständnis herrschen. In diesen Fällen wird nicht mehr über Normen oder Moral gesprochen, sondern über Akzeptanz und Toleranz – letztendlich steckt dahinter die Liebe. Das nehmen die besonders feinfühligen Kinder mit ihren Sinnen auf, beeinflussen die Familienstruktur aber wechselseitig durch ihre Fähigkeiten. Die Botschaft der Liebe wird durch diese „neuen" Kinder weitergetragen. Das ist die Liebe, die kein Leid mit sich trägt.

In spirituellen Kreisen wird oft Jesus Christus als ein Beispiel für das Leiden genannt. Er, als die vollkommene Verkörperung der Liebe, wird als das Symbol des Leidens dargestellt. „Jesus hat auch gelitten" ist wohl eine bekannte Aussage, die mit der Wirklichkeit seines Bewusstseins nur wenig zusammenhängt. Es ist ein Leiden, mit dem man sich identifizieren kann, und dadurch rutscht man leicht in eine Opferrolle. Es ist ein Leiden, das bindet. Man ist jedoch auf diesen emotionalen Zustand angewiesen, um eigene Emotionen wie Trauer und Kummer auszuleben. Das Leiden aus dem *freien* Bewusstsein ist eine Spiegelung des Mangels an Liebe und Erkenntnis! Jesus Christus spiegelt *dieses* Leiden. Er hat den Menschen mit seinem Lebensweg sozusagen einen Spiegel geschenkt: Doch er selbst war nicht das Leid! In dem von ihm geschenkten Spiegel sollten sich die Menschen erkennen. Dieses Bild ist für suchende Menschen immer noch wichtig, solange man sich mit dem Leid identifiziert. Man vergleicht in diesem Zustand sein Leid mit dem der anderen, um schließlich zu verstehen und dadurch weiter zu wachsen. Es ist ein Identifikationsmodell, darin findet sich der Mensch und hält sich zunächst für das Leid. Irgendwann erkennt er, dass man nur aus Mangel an Liebe leidet, nicht jedoch das Leid selber ist! Es ist ein Wachstumsprozess, der mit der einfachen Frage beginnt: „Warum leide ich, was fehlt mir?“ Erst dann bemerkt man, dass hinter dem Leiden eine Botschaft liegt. Man empfindet eine Gemeinsamkeit mit anderen Leidenden und fühlt sich mit diesem schweren Gefühl nicht alleingelassen. Es ist ein wichtiger Aspekt, überhaupt zu erkennen, dass man zwar leiden kann, ohne jedoch das Leid selber zu sein!

Der Alltag erschwert es in vielen Fällen, Situationen, die durch Leid und Trauer gekennzeichnet sind, bewusst zu begegnen. Dadurch verkrampfen die leidenden Menschen oft so stark, dass ihre Gegenwart sehr viel Energie von der Umgebung verbraucht. Man kann schnell überfordert sein, wenn man versucht, einem leidenden Mensch Hilfestellung zu geben. „Ich will helfen, weiß eigentlich wie, doch starkes Leid reißt mich in der konkreten Situation mit, und alles, was ich in dem Moment tun kann, ist mitzuleiden." Diese Diskrepanz zeigt sich am stärksten bei der Trauerarbeit, wenn jemand einen nahestehenden Menschen verloren hat. Hilfe kann nur durch Akzeptanz und liebevolles Verstehen kommen. Mitleiden vertieft nur den Zustand des Leids. Hier fehlt die Liebe, und das ist es, was die Diskrepanz löst. Wenn man sich in der konkreten Situation daran erinnert, dass man Liebe geben will, findet man einen Weg, um wirklich zu helfen. Man nimmt an, was ist, und gibt Liebe hinein. Das heilt die Situation und das Herz des leidenden Menschen.

Für Heilung ist es wichtig, das Leid in den anderen zu erkennen. Es ist nur möglich, wenn sich der Heiler im Zustand der Liebe befindet. Dann kann er erkennen, wo der Klient zurzeit emotional und geistig steht – in diesem Fall im Leiden. Ein Heiler sollte dazu fähig sein, die Schwingung der anderen wahrzunehmen und diese „emporzuheben". Er muss nicht dem Klienten erzählen, wie schwer das Leiden ist, denn das weiß der Klient ohnehin schon. Er begegnet ihm zwar auf der Ebene des Leidens, aber durch seinen Zustand der Liebe ist er nur Spiegel für die Botschaft. Erkennen muss der Klient die Botschaft selber. Der Heiler eröffnet so einen Weg, der aus dem Leiden zur Freiheit führt. Gehen muss der Klient selber. Nur so erlangt er die wichtigen Erkenntnisse, die zu Liebe und Heilung führen. Der Heiler ist frei von Identifizierung, frei von Rollenspielen zwischen Täter und Opfer, frei von Wertung. Er hat dies alles schon erkannt und ist in seinem Zustand der Liebe nur ein Spiegel für den Klienten. So kann eine Heilung geschehen. Der Leidende schaut in den Spiegel und begegnet der Liebe.

Das Leben ist ein Liebesspiel. Ein Spiel von Verlieren und Finden, das jeder Mensch durch Zeit und Raum in sich und mit sich spielt. Hinter Zeit und Raum liegt das Absolute, das Ewige. Dahin möchte ein Mensch wachsen, durch Erkennen und Liebe. Der Weg ist lang. Doch je mehr man erkennt, umso mehr macht es Freude, weiterzugehen. Erst sucht der Mensch die Liebe in einem Du und geht verschiedene Bindungen ein. Dann begegnet er sich selbst und findet die Liebe zum Leben und zu sich im eigenen inneren Raum. Um die Liebe zu leben, benötigt er die äußeren Bindungen nicht mehr. Er lebt sie in sich. Aus einem Spiel wird ein Zustand. Der Mensch erkennt sich wieder in allen Formen – er erkennt seine Rollen, seine Muster, seine Bindungen und empfindet nicht mehr Leid, sondern Freude darüber, dass er so viel erkennen durfte. Diese Freude führt ihn zu neuen Geschehnissen und Erlebnissen.

Die Liebe ist ansteckend. Wer seine Unwissenheit als Teil des Lebens annehmen kann, entdeckt die Einheit in sich. Dann gibt es für ihn kein Leid, keine Schuld, keinen Fehler mehr. Auch keine Sorgen, denn begegnet man ihnen wieder, kennt man sie schon und weiß, wie man ihnen besser gegenübertritt, nämlich ohne sich an sie zu binden. Es gibt keinen starken, bindenden Gegenpol mehr, es gibt nur die Liebe. Die Liebe zu sich selbst, die „Du" und „Ich" nicht mehr voneinander trennt. Sie kennt nur die Einheit. Was sie nach außen sendet, bekommt sie auch zurück. Die Liebe im Zustand des „Ich bin" reinigt das Ego und verwandelt es, weil sie liebt und nicht mehr Wertschätzung von außen erwartet, um sich vollkommen zu fühlen. Viele Menschen erleben momentan diese Wandlung – statt Liebe und Anerkennung von einem „Du", von außen zu verlangen, lebt man die Liebe in sich selbst. Die Wertschätzung der eigenen Kräfte und Fähigkeiten entfaltet ein riesiges Potenzial in einem selbst. Dieses wirkt anziehend und steht in Resonanz mit allem, in dem sich Liebe zeigt. Die Liebe in einem selbst zieht die Liebe im Äußeren an und führt zur Erfüllung. Es ist eine pure Freude. Anstatt Antworten auf Erwartungen, auf die das Ego angewiesen ist, kommt eine Fülle an Erkenntnissen und letztendlich eine große Handlungsfreiheit. Es ist ein Bewusstseinssprung, den viele Menschen momentan erleben – alte Gewohnheiten und Überzeugungen unterliegen neuen Erkenntnissen über sich selbst, und durch die Liebe zum Sein gestaltet man sein Leben mit Fülle und Freude. Es benötigt jedoch eine alltägliche Schulung, um aus dem wahren inneren Potenzial zu leben und den Alltag zu gestalten.

Aus Überzeugungen, Gewohnheiten oder übernommenen Gedankenformen heraus hat sich der Mensch um sein authentisches „Ich bin“ viele sogenannte „Schutzschichten“ gelegt. Sie sollen seinem Schutz dienen und können verschiedenste Formen haben – von der Angst sich zu präsentieren und vor Autoritäten zu sprechen bis hin zu einer Wahnvorstellung, was das optimale Körpergewicht oder eine gesunde Ernährung anbelangt. Diese äußeren Schichten überschatten das wahre liebende „Ich“, wenn man sie nicht achtsam erkennt und aus ihren Botschaften etwas für sich lernt. Durch die äußere Schicht zeigt ein Mensch sein „Ich bin“ nach außen. Diese Schicht ist im permanenten Austausch zwischen dem eigenen Inneren und dem Äußeren. Es geht um das Überleben, und diese Schicht lässt nur das zu, was ein Mensch bereit ist, nach außen zu zeigen. Wenn er zum Beispiel keinen Mut aufbringt, in einem Konflikt für sich zu stehen, bleibt er auf Meinungen und Handlungen des anderen angewiesen. Es ist eine sehr starke Schicht. Durch diese kann ein Mensch überhaupt erst erkennen, ob er sich selbst so annehmen kann, wie er ist, oder ob er versucht nachzuahmen, was ihm die Umgebung vorschreibt. Hier zeigen sich die Abhängigkeiten von den Meinungen der anderen. Man übernimmt leicht Gedanken oder Meinungen, die einem gar nicht entsprechen, von denen man jedoch überzeugt ist, es wären die eigenen. Die Identifizierung mit der Umgebung ist in dieser Schicht stark ausgeprägt. Wenn in der Umgebung beispielsweise oft davon gesprochen wird, dass die tägliche Aufnahme von Eiweiß für die körpereigenen Zellen und für das Immunsystem wichtig sei, fängt man nach einer gewissen Zeit an – ob bewusst oder unbewusst – auch bei sich selbst darauf zu achten. Eine immer peniblere Kontrolle der Eiweißaufnahme kann auch dazu führen, dass der Anteil der Proteine so sehr in den Fokus gerät, dass man meint, immer mehr davon essen zu müssen. Wer nicht hinterfragt, handelt oft nach dem Grundsatz: „Man macht es eben so!"

Die Gedankenkräfte wirken stark in dieser äußeren Schutzschicht – hier wird schon sichtbar, dass es sich nur um eine vermeintliche Schutzschicht handelt. Man kommt durch diese Schicht hindurch gar nicht mehr an die eigenen Gedanken heran, sondern lässt sich von außen her formen, ohne über das Gesagte zu reflektieren, und übernimmt so einfach das, was der Mainstream denkt und als ‚Wahrheit' vorgibt.

Wer jedoch seinen Fokus umkehrt und seine „Schutzschichten" achtsam betrachtet, lernt sehr viel über sich. Man kann erkennen: Jede Schicht hat ihre Bedeutung. Man begegnet sich in vielerlei Formen, die alle dem inneren Wachstum dienen. Die einzige Schicht, die stärker ist als alle anderen und die „Schutzschichten" mit ihrem Licht durchstrahlen kann, ist das innere liebende „Ich bin". Das zu erkennen und im eigenen Leben zuzulassen, entfaltet eine Zärtlichkeit und ein Verständnis im Herzen für alle Handlungen. Jeder kann frei entscheiden, auf welcher Grundlage – basierend auf einer bestimmten Schicht – er handeln und leben will. Es ist auch nicht falsch, wenn ein Mensch sich dazu entscheidet, dass er sein wahres Potenzial, sein wahres inneres „Ich", noch behütet halten will. Das ist eine freie und bewusste Entscheidung. Es ist nicht selten, dass Menschen über ihre tiefen geistigen Erfahrungen oder über ihr spirituelles Erkennen nichts publik machen wollen, weil sie keine Notwendigkeit dazu verspüren. Es geht gar nicht um die Angst, verletzt oder missverstanden zu werden, sondern darum, dass das tiefe innere Erfahren keinen Spiegel im Äußeren benötigt, weil im Inneren eine Einheit vorhanden ist, die das höhere Absolute in sich spiegelt. Man lebt aus dieser Einheit heraus und ist mit ihr verbunden. So ein Mensch ist dann wiederum ein Spiegel für seine Umgebung. Da die Liebe anziehend wirkt, zieht der Liebende Menschen an, die Momente mit ihm teilen möchten, weil sie ähnlich schwingen. Es begegnen ihm viele Situationen, die er aus der eigenen Entwicklung schon kennt – mit Liebe schaut er hin, beobachtet, wie die Schöpfung das Leben erschafft, und empfindet Dankbarkeit für alles, was er erkannt hat und lieben darf. Er spiegelt die innere Liebe nach außen – ohne Urteil, ohne Erwartung, eine pure Liebe, die einfach liebt. Genau wie die klugen Eltern, die ihre Kinder bei den ersten selbstständigen Schritten im Leben beobachten.

Sie haben selber aus Unsicherheit und Angst, gemischt mit Mut und Überzeugung, ein eigenes selbstständiges Leben aufgebaut. Jetzt können sie die eigenen Kinder mit Liebe unterstützen – weil sie erkannt haben, dass nicht die Angst oder Zweifel über das Leben entscheiden, sondern die Liebe. Je mehr man sie schenkt, umso mehr vermehrt sie sich und heilt jedes Ungleichgewicht.

Liebe und Erkennen öffnen das Vertrauen in das eigene Leben. Was geschieht hat Sinn und dient stets dem weiteren Erkennen. Das Vertrauen trägt einen auf lebendigen Wellen durch das Leben. Unsicherheit und Ängste werden so abgemildert. Wenn man ab und an scheinbar vergisst, dass man das Göttliche in sich trägt, kann eine vertrauensvolle Haltung die Erinnerung an das Göttliche zurückbringen und erneute Selbstsicherheit schenken.

Gerade in schwierigen Situationen – die wohlbekannten Reifeprüfungen – verliert man schnell das Vertrauen und sucht einen Sinn in der Härte solcher Momente. Die Antwort auf das „Warum?“ ist nicht selten ein verbittertes Gefühl nicht nur diesen Situationen, sondern dem ganzen Leben gegenüber. Man empfindet keine Dankbarkeit, weil man sich keine solchen Momente wünscht, sondern, im Gegenteil, sie zu vermeiden trachtet.

Das war auch das Empfinden einer Frau, die bei einem Unfall ihren Mann verloren hatte. In dem Moment wurde ihr ganzer Glaube an das Leben und an die Liebe erschüttert. Sie blieb allein und verständnislos zurück: „Warum hat Gott jemanden aus dem Leben gerissen, der so gut war?“ Eine schwere Reifeprüfung für diese junge Frau! Erst mit der Zeit hat sie annehmen können, dass Gott auch dabei war, als dieser Unfall passiert ist, und ihren Mann nicht willkürlich aus dem Leben gerissen hat. Man kann Gott nicht teilen, Gott ist ALLES, er kennt nur die Einheit. Gott ist auch Teil des Leidens, Teil der Dunkelheit, wenngleich man ihn lieber als strahlendes Licht sehen möchte.

Das ist der nächste und schwierigste Schritt, den ein Mensch zu machen hat. Der Tod scheint das Ende zu sein, und doch ist für das sich entwickelnde Bewusstsein erkennbar, dass auch hinter dem Tod noch etwas steht, nämlich die Ewigkeit! Das ist im Moment des Erkennens ein revolutionärer Gedanke und ein Quantensprung im Bewusstsein! Wenn ein Mensch sich als *ewig* erfährt, wird er sich seiner Göttlichkeit bewusst.

Im alltäglichen Bewusstsein nimmt man stets nur eine lineare Entwicklung wahr, in der sich ein Mensch von der Geburt (Anfang) bis zum Tod (Ende) bewegt. Das neue, erweiterte Bewusstsein kennt aber den Seinszustand (Ich bin), in dem ein Mensch die Erfahrungen sammelt, die dem Erkennen dienen, und das Sein sich immer weiterentwickelt. Ein Schluss verursacht immer einen Druck. Das wahre, erwachte Bewusstsein ist jedoch mit einem

„Schluss“ nicht zufrieden und kann gerade aus diesem Druck heraus erwachen. Es ist verständlich, dass ein Ende eine Traurigkeit mit sich bringt. Doch hinter jedem Ende steht ein Neubeginn – das ist Teil der Evolution! Das ist auch in kleinen Alltagsmomenten erkennbar. So öffnet sich das Bewusstsein, und der Mensch wächst und ist dadurch ein göttlicher Teil der Evolution. Er erkennt, dass die Ewigkeit keine Fiktion, sondern in ihm verankert ist. Es ist ein einmaliger Prozess und ein schwerer Schritt. Jeder hat dabei seinen eigenen individuellen Weg zu gehen, obwohl das Prinzip bei jedem gleich ist, nämlich die Rückkehr vom Nicht-Wissen hin zum Wissen.

Die Basis des ganzen Lebens, jede Erfahrung und Erkenntnis, ist die Liebe. Die Geburt aller Liebe geschieht in der Zelle – sie speichert den Ursprung. Alles wurde aus der Liebe erschaffen, aus der puren Liebe zur Schöpfung. Es gibt keine Trennung dabei, denn ein Mensch besteht aus Wissen, das männlich ist, und aus der Liebe, die weiblich ist. Das Männliche und das Weibliche verbinden sich in einer Einheit, wenn sich die Liebe zum Wissen bewegt. Die Liebe bewegt! Es gibt bei keinem Menschen eine Trennung zwischen dem Weiblichen und dem Männlichen, nur aus der Liebe formt sich ein vollkommenes Wissen. Ein Mensch ist Mensch geworden, um diese Erfahrung, diese Bewusstseinsentwicklung von der Trennung zur Einheit, vom Endlichen zum Unendlichen zu machen. Das ist das Leben! Je vollkommener ein Mensch in seinem Wissen ist, umso mehr liebt er das ganze Leben in seiner unbeschreiblichen Vielfalt.

IM GESPRÄCH

F: Der große indische Yoga-Meister Sri Aurobindo hatte, während er im Gefängnis saß, eine Erfahrung, die man zweifelsfrei als Erleuchtung bezeichnen könnte. In diesem Bewusstseinszustand sah er, dass das Absolute überall präsent war. Er sah die Manifestation des Göttlichen in allem, also auch in der von uns schon angesprochenen „Schildkröte". Diese Erfahrung hielt zwar nur für kurze Zeit an, trotzdem war es ein Erwachen. Es war eine Erfahrung in der Zeit und gleichsam ein Erkennen, das über die Zeit hinausreichte.

RB: Ja, das ist ein gutes Beispiel, das zeigt, dass der Mensch in kürzester Zeit schauen lernen kann.

Er ist gleichzeitig alles und nichts. Dann erkennt er die Liebe in allem – das ist ein Bewusstseinszustand. Es entsteht eine allumfassende Liebe zu dieser kreativen Kraft, die Schöpfung heißt. Da ist eine Vielfalt vorhanden, eine kreative Kraft, für die kein adäquater sprachlicher Ausdruck existiert. Es ist einfach eine unbegrenzte Liebe zu dieser Schöpfung.

Eine solche Liebe trägt auch die Erkenntnis in sich, dass es keine Schuld gibt. Das zu wissen, ist absolut heilsam. Jeder ist, wie er ist, aus einem bestimmten Grund – ganz ohne Schuld. Auch das ist ein Bewusstseinszustand, und zwar einer der Annahme und Akzeptanz. Schuldgefühle zu erkennen bedeutet, sie danach zu heilen: Man nimmt sie an und weiß, es ist gut so, wie man ist. Dann öffnet sich das Bewusstsein der heilenden Energie der Liebe. Es ist nur die Liebe da.

F: Würdest Du dem zustimmen, wenn ich sage, dass sich diese Liebe dynamisch zum Erkennen verhält?

RB: Das ist ein ewiger Prozess. Die höchste Intelligenz ist eine Kraft von unglaublicher Dynamik. Der Mensch hat noch nicht erkannt, wie groß die Dynamik dieser Kraft ist.

F: In diesem Zustand der absoluten Liebe wertet man nicht mehr. Die Beurteilungen fallen weg. Das ist ebenso wichtig für ein Heilungsgeschehen.

RB: Der Zustand des „Ich bin" bedeutet auch: Ich bin die absolute Liebe! Die Liebe wertet nicht, egal, was sich worin spiegelt. Sie erkennt immer den Sinn an. Für einen Heiler ist es wichtig, die Schwingung des anderen wahrzunehmen, die Liebe zu ihm zu fassen und dann die Schwingung emporzuziehen. Ein Heiler bewertet die Schwierigkeiten, Krankheiten oder Probleme des Klienten nicht als groß oder schlimm. Er nimmt sie nur wahr.

Er sieht nicht das Negative, sondern eine unendliche Liebe zu einem Wesen, das seinen Weg geht.

Durch das Erkennen des Ich (Heiler) und des Du (Klient) vereint sich die Schwingung – und dann geschieht die geistige Heilung.

F: Ich denke, hierin liegt auch ein wichtiger Aspekt des Heilens: Sich mit dem Leiden der anderen nicht zu identifizieren.

RB: Der Heiler geht nicht auf die Ebene, in der er auch selber leidet. Ein Heiler verbleibt immer in der Liebe. Er spielt das Täter-Opfer-Spiel nicht mehr mit. Er ist frei davon! Auch wenn er dieses Spiel versteht, er leidet nicht!

Wenn ein Heiler alles Nicht-Wissen im Anderen erkennt, dann bewertet er nicht mehr. Er erkennt etwas, was er auch selber einmal war, deswegen muss er nicht mehr bewerten. Er hat auch keine Erwartungen, dass der Klient etwas machen soll, was er noch nicht kann. Wer urteilt, zeigt damit nur, dass er nicht mehr weiß, dass er Ähnliches schon selber durchlebt hat.

F: Es ist aber nicht so leicht, ohne Bewertung durch das Leben zu gehen. Jeder, der es ausprobiert hat, bemerkt selber, wie das normale alltägliche Bewusstsein ständig damit beschäftigt ist, zu bewerten und zu beurteilen.

RB: Ja, zu werten ist menschlich. Der Mensch lernt aber durch das Erwachen des eigenen Bewusstseins immer mehr, nicht zu bewerten. Damit betritt er die Schwelle zur Einheit. So erkennt der Mensch zum Beispiel, dass der Löwe kein Vegetarier ist. Dafür muss er nicht verurteilt werden. Dies ist ganz normal und vollkommen natürlich.

Der Mensch wertet, weil er sich noch nicht als ewig sieht. Der Tod bedeutet das Ende, und aus dieser Einsicht heraus entsteht eine Wertung. Aus der Sicht von Unendlichkeit und Ewigkeit ist eine Wertung unnötig, und sie verliert sich ganz allmählich.

F: Sollte der Heiler eigentlich selbst auch ganz heil sein, wenn er wahrhaftig heilen will?

RB: Ein Heiler sollte schon den anderen ganzheitlich erkennen. Ja, das bedeutet im Prinzip schon, heil zu sein. Ich habe bei meiner Arbeit oft Situationen erlebt, in denen ich selber nicht stark genug war, und dann habe ich den Klienten zu einem Heiler geschickt, von dem ich wusste – der hat die entsprechende Stärke. Ich hatte dabei meist selbst etwas zu lernen. Bei der Heilung geht es um eine Begegnung. Diese geschieht so, wie es dem Heiler und dem Klienten entspricht. Auch eine schlechte Erfahrung kann sinnvoll sein.

Der Mensch zieht ohne den geringsten Zweifel immer genau das an, was er benötigt: Immer und ohne Ausnahme! Auch einen passenden Heiler zieht er an, obwohl der Mensch sich letztlich selbst heilt – nicht der Heiler heilt den Menschen. Der Heiler setzt nur einen Impuls!

Es geht dabei um eine Schwingung. Man kann wählen, differenzieren, wer zu wem passt. Es kann auch sein, dass der Klient noch nicht bereit ist, etwas loszulassen. Wenn es so ist, dann ist nicht der Heiler schuld, sondern der Klient selbst. Dabei geht es aber überhaupt nicht um Schuld, sondern darum, dass der innere Impuls noch nicht da, das innere Wissen noch nicht erweckt ist.

F: Entspricht es dem Prinzip: Dein Glaube hat dich geheilt?

RB: Der Glaube ist die Vorstufe des Wissens. Es gibt das Wissen und das Nicht-Wissen. Und es gibt den Impuls im Nicht-Wissen, eine Unschuld, die immer noch Unwissenheit ist. Wir haben schon gesagt, dass Nicht-Wissen Zeit und Raum erfordert. Das Wissen steht dagegen über Zeit und Raum. Es ist eine ganz einfache Gesetzmäßigkeit.

F: Und Krankheit und Heilung spielen sich innerhalb dieser Gesetzmäßigkeit ab?

RB: Alle Probleme, alles Geschehen enthüllt nur ein Spiel zwischen diesen beiden Kräften. Man könnte meinen, dass das Nicht-Wissen ein Chaos ist, ein Wahnsinn; aber es ist ein perfekt funktionierendes Spiel von Zeit und

Raum. Zeit und Raum sind Leben. Wo Leben entsteht, entsteht in demselben Moment auch Nicht-Wissen. Das ganze Leben ist Nicht-Wissen – und es ist perfekt.

F: Was passiert mit dem Bewusstsein beim Tod? In einem Leben kann man sich einiges erarbeiten und vielleicht auch neue Bewusstseinsstufen erleben. Und dann?

RB: Die Basis für das ganze Leben ist Liebe. Es wurde alles aus der Liebe erschaffen. Diese reine Liebe existiert nur zur Schöpfung. Es wird in Zukunft immer mehr Liebe geben und immer weniger Trennung. Der Mensch nimmt den Tod als Trennung wahr. Die Liebe und das Wissen bewegen sich bis zum Ursprung, wo weder ein männlicher noch ein weiblicher Pol existieren, sondern nur ein vollkommenes Wissen in der Liebe.

F: Du hast einmal gesagt, dass das Unbewusste in einem Menschen gewissermaßen sein Karma ist. Wirkt das Karma so lange, wie das Unbewusste bestehen bleibt?

RB: Genauso ist es. Ein Mensch macht einen Schritt in der Schöpfung, und der zieht Konsequenzen nach sich. Nach einem Schritt sind es zwei Schritte, das vervielfacht sich – und das ist Karma. Das volle Nicht-Wissen ist praktisch nur verantwortlich für Ursache und Wirkung. Es ist gänzlich gebunden an Zeit und Raum.

Wenn der Mensch diese Schritte im Nicht-Wissen geht, dann lebt er nur in dieser Kette von Ursache und Wirkung, obwohl diese in der Tiefe vom vollkommenen Wissen gelenkt wird. Der Mensch ist dabei zurzeit allerdings materiell noch so dicht, dass er nur die Gesetzmäßigkeit von Ursache und Wirkung sehen kann, gleichsam die letzten Resultate einer langen Kette.

F: Könnte eine Gegenbewegung von außen nach innen gehen? Der Mensch ist in Unwissen gefallen, und die Lösung von diesem Unwissen ist der Weg nach innen. Damit löst sich auch das Karma.

RB: So ist es. Der karmische Weg ist ein sehr langer Weg, weil er aus der Vergangenheit kommt. Dabei wirkt das Bewusstsein vielleicht wie ein „Gottesfunken" bei Beethoven. Es bedarf immer nur eines Funkens. Dann geschieht es. Der Mensch muss vielleicht nur einmal kurz etwas erleben – und dann erkennt er es. Das kann sehr schnell gehen. Dabei kann man Karma aber nicht wegblasen, vielmehr erfordert das ein Erkennen. Das kann allerdings blitzschnell eintreten. Es reicht oft eine Frage oder ein Gedanke – und man erinnert sich plötzlich an ein Erlebnis und hat eine (Er-)Lösung. Es kommt immer darauf an, wo der Mensch auf seinem geistigen Weg steht.

Der Weg ist angesiedelt in Zeit und Raum. Je weniger Zeit man hat, umso direkter sind die Geschehnisse. Das, was früher viele Jahre gedauert hat, tritt heute viel schneller und unmittelbarer ein. Die Prozesse beschleunigen sich. Deswegen spricht man heute von einer schnelllebigen Zeit. Die Intelligenz des Menschen nähert sich schneller dem Ziel an.

F: Können wir diesen sogenannten „Gottesfunken" auch Gnade nennen?

RB: Ja und nein. Der Gottesfunke, das spontane Erkennen, weist einen kurzen Weg zur (Er-)Lösung. Es geschieht im Inneren. Gnade kommt von außen. Durch diesen Weg kann nur eine Lösung kommen, wenn einem etwas vergeben wird. Aber das ist wieder die Schuldebene – und die gibt es nicht. Die wirkliche Erlösung kommt von innen, die bewirkt man selbst. Der Mensch vergibt sich am besten selbst, er sollte zu sich selbst gnädig sein!

F: Die wirkliche Gnade tritt ein, wenn man selber erkennt, dass sie nicht von außen kommt, sondern von innen. Gnade ist immer da, es liegt beim Menschen, ob er sie annimmt oder nicht.

RB: Mit Gnade wird meist etwas Falsches verbunden. In der Schöpfung gibt es aber keinen einzigen Fehler. Es ist eine Perfektion von A bis Z.

Wenn die Gnade ein Impuls für den Weg vom Nicht-

Wissen zum Wissen ist, bedeutet sie auch Hingabe. Ein Mensch nähert sich dem Göttlichen. Es ist ein Weg von außen nach innen. Ein Gottesfunke wird entzündet!

5
Heilendes Bewusstsein

Das heilende Bewusstsein kennt nur die Ganzheit – keine Teilung! In jedem Menschen lebt Vollkommenheit, und zwar durch die Unvollkommenheit. Das zu erkennen, ist der individuelle spirituelle Weg. Er beginnt in der Spiegelung von außen und führt nach innen, zu einer Einheit zwischen Wissen und Liebe. Es gehört zu unserem Zeitgeist, das zu verstehen. Durch die Suche nach dem Ich werden immer mehr Menschen innerlich eins mit sich, anstatt sich in der äußeren Polarität zu verkrampfen. Die innere Einheit ist ein Zustand, der die Polarität in einem selbst vereint. Durch diese Bewusstseinswandlung verändert sich auch der Körper – die Schwingung wird immer feiner. Die männlichen und die weiblichen Zellen orientieren sich stärker an der Einheit. Trennung, Teilung oder Polarität gehört immer mehr der Vergangenheit an. Im höheren Selbst entsteht eine göttliche Einheit, die keine kontroverse Schwingung mehr kennt: Sie ist einfach vollkommen.

Ein Beispiel für den Wandel von der Polarität zur Einheit ist paradoxerweise die fortschreitende Säkularisierung. Die Trennung von Religion und Gesellschaft hat nicht zu einer Verweltlichung geführt, sondern dazu, dass viele Menschen ihre inneren göttlichen Aspekte in Freiheit finden konnten. Der Prozess hat auch dazu geführt, dass religiöses (konfessionelles) Vergleichen und Werten nachgelassen haben. Das ist ein bedeutsamer Wandel im Bewusstsein, der auf einer gesellschaftlichen Ebene ausgesprochen heilsam war und immer noch ist. Bevor es dazu kam, musste der Mensch zunächst alles aus der Perspektive des Nicht-Wissens und der Unvollkommenheit erleben, um sich schließlich in diesem Spiegel erkennen zu können. Was war, darf sein und gehört dazu. Das könnte das Motto sein für ein wahrhaftiges „Ich bin", in dem keine Bewertung nötig ist. Dieser gegenwärtige „Schwebe-Zustand" ist gewissermaßen die Schwelle zwischen Polarität und Einheit.

Dabei werden wahrscheinlich auf allen Gebieten noch Bewertungen auftauchen, denn das bietet weiterhin Orientierung in der Polarität. Man erkennt dadurch, ob das schon Erreichte bereits das Ewige oder noch ein Zwischenzustand ist. Der Zustand der Einheit weiß allerdings, dass alles richtig ist, und zwar genau so, wie es ist. Es ist dem Menschen bewusst, dass hinter jeder Unwissenheit Weisheit steckt, erkannt oder unerkannt.

Wer erwacht ist, der weiß ohne den geringsten Zweifel, dass er erwacht ist! Niemand muss ihm sein Erwachen bestätigen! Einmal erkannt, heilt dieser innere Zustand der Einheit jede geistige Unsicherheit, weil in ihm kein Gegenpol mehr existiert.

Diese hier etwas theoretisch klingenden Ausführungen sind, ganz im Gegenteil, äußerst konkret und machen sich auch bei der Heilung von Krankheiten sehr schnell bemerkbar. So rührt ein Herzinfarkt nicht nur von einer physischen Schädigung her. Er wird zwar auf der einen Seite von einer in Mitleidenschaft gezogenen Herzmuskulatur, einer schwachen Blutgefäßbildung oder anderen Störungen der Körperfunktionen verursacht; aber auf der anderen Seite setzt er sich zusammen aus negativen Gedanken, aus Stress-Faktoren oder emotionalem Leiden – oder einer Mischung all dieser Aspekte. Durch die Diagnose „Herzinfarkt" lässt sich vieles erkennen – nicht selten haben deshalb zahlreiche Menschen ihr Leben nach einem solchen Einschnitt radikal verändert. Das ist jedoch nicht zwingend notwendig. Wenn man einen Teil der Gesamtlage erkannt hat, kann man den nächsten Teil hinzufügen, bis sich eine Einheit zu formen beginnt: Und die sieht bei jedem anders aus!

Alle Menschen können selbst durch eine nur momenthafte Einheitserfahrung ein wahres Bild des ganzen Geschehens bekommen. Jeder Teil ist wichtig, keiner ist weniger bedeutend als der andere. Dann kann Heilung geschehen. Man erkennt plötzlich, dass das Wissen um die Leberwerte genauso wichtig ist wie die Sorgen, ob man seine Lebensbestimmung findet oder weiterhin mit einem Gefühl der Sinnlosigkeit lebt. Das Erkannte hängt eng mit dem Unerkannten zusammen.

Eine Krankheit bleibt immer ein beeindruckendes Beispiel dafür, dass „Wunder" Teil unserer Realität sind. Daher sind gerade Krankheiten Möglichkeiten für die menschliche Bewusstseinsentwicklung. Man kann durch eine Krankheit innere Prozesse erkennen und plötzlich über ein Wissen verfügen, das man vorher nicht besaß. Es ist der klassische Weg vom Nicht-Wissen zum Wissen. Wenn man diese Botschaft versteht, erkennt man vieles, was bisher im Verborgenen, im Unbewussten lag. Plötzlich setzt man seine Prioritäten ganz anders oder nimmt Details wahr, die vorher völlig ausgeblendet wurden. Wenn die Normalität aus den Fugen gerät, entsteht oft erst das wahre Leben – das Un-Normale oder Verrückte im wahrsten Sinne. Beides zusammen betrachtet, ist für das erwachte Bewusstsein eine Einheit, auch wenn diese in einer vordergründigen Analyse scheinbar nur aus Krankheit bestehen mag. Aber tatsächlich steht schon die Gesundheit hinter der Krankheit. Diese sieht man jedoch nicht mehr, sobald man Hass oder Wut auf die

Krankheit entwickelt, denn dann entsteht ein Gegenpol, der einen wieder ein Stück von der Gesundheit entfernt. Solche Gefühle tragen einen Erkrankten eher noch weiter in die Krankheit hinein. Wenn man aber eine Krankheit als Impuls und als versteckte Botschaft wahrnimmt und versucht, seine negativen Gefühle zu überwinden, lernt man etwas durch das Geschehen und begibt sich auf den Pfad zurück zur Einheit.

Niemand nimmt gern eine Krankheit als Teil von sich selbst an. Aber wahre Heilung geschieht nur durch Akzeptanz. Auf dieser Basis entsteht Ganzheit statt Ursache-Wirkung, entsteht Einheit statt Spannung und Druck. Doch dies anzuerkennen, erfordert Mut und Selbstbewusstsein. In dieser Einheit geschieht Heilung, außerhalb davon liegt das Leiden. Leiden gibt es nur in der Welt der Polarität. Durch den Mut öffnet sich ein Tor für die Liebe, die dann durch ihre göttliche Schwingung ganz natürlich und harmonisch heilt.

Als Marianne einundzwanzig war, bekam sie die niederschmetternde Diagnose: Multiple Sklerose. Die junge Studentin der Kunstgeschichte wurde durch den Schock aus ihrer bisherigen Lebensbahn geworfen. Sie wollte es nicht wahrhaben, aber die Diagnose war eindeutig. Sie musste sich eingestehen, wie ihr physischer Zustand immer schwächer wurde. Mit dem Fahrrad zu fahren, traute sie sich bald gar nicht mehr zu. Wenn das Leben durch körperliche Symptome eingeschränkt wird, ist das eine sehr schwierige Situation. Auf den Rat der Ärzte hin, begann sie sich einer entsprechenden Therapie zu unterziehen, um ihren geschwächten Körper zu stabilisieren. Nach der Hälfte dieser Therapie bekam sie eine Einladung zur MS-Selbsthilfegruppe. Mit einer gewissen Vorfreude, die natürlich an eine große Erwartungshaltung geknüpft war, ging sie zur ersten Sitzung. Sie stellte sich vor, dass sie dort Menschen treffen würde, die ihr wertvolle neue Informationen vermitteln konnten, um wieder Hoffnung für die Zukunft zu schöpfen. Doch sie wurde enttäuscht. Die relativ kleine Gruppe bestand aus jungen Menschen, die alle schon in Rollstühlen saßen. Ihre Angst, derentwegen sie ihre Diagnose nicht akzeptieren wollte, hatte plötzlich ein Gesicht bekommen. Sie versank in diesem Schock und in ihrer Angst und wurde depressiv. Es war eine schlimme Zeit für sie und ihre Umgebung.

Doch nach schmerzhaften Wochen und Monaten fand sie zu einer neuen Einsicht. Sie entdeckte die Kraft, für sich selbst einzustehen und ihren eigenen Weg zu finden. Sie spürte tief in ihrem Wesenskern, dass sie genügend Lust und Neugier für und auf das Leben hatte. Sie unterstützte diesen neugewonnenen Lebensmut mit Yoga, Massagen, Gesang und Meditation. Zusammen mit der medizinischen Betreuung hatte sie sich ihren ganz eigenen Weg gesucht. Die Meditation ermöglichte es ihr, auf ihre innere Stimme zu lauschen, ihre Einstellung zu ihrem Körper zu verbessern und sich so anzunehmen, wie sie war. Je mutiger sie auf ihrem eigenen Weg voranschritt, umso mehr wurde aus ihrer Angst eine Form von wacher Achtsamkeit. Sie verwandelte ihr inneres Bild von sich im Rollstuhl durch Aktivität.

Sie plante ihr Leben neu. Sie nahm ihr Studium wieder auf und setzte sich eine abschließende Doktorarbeit zum Ziel. Bei der Promotion konnte sie schon mit ihrem neuen heilsamen Selbstbewusstsein auftreten. Heute führt sie ein selbstständiges Leben, bleibt achtsam ihrer Diagnose gegenüber, aber bewahrt ihre Leidenschaft und Freude für ihr neues Leben. Sie übt ihren Beruf aus und verbringt das Wochenende oft mit ihrem neuen Lebenspartner, manchmal sogar auf dem Fahrrad.

Es endet natürlich nicht jede Krankengeschichte so glücklich. Doch ein jedes solches Happy-End, das bekannt wird, ermutigt und stärkt die positiven Gedanken, den Glauben an sich selbst und an die machtvollen eigenen Seelenkräfte. Jeder Weg enthält Höhen und Tiefen. Wenn man sich mit diesen auseinandersetzt, lernt man die eigenen Qualitäten besser kennen und kann sie bewusst ausbilden. Wie im Fall von „Marianne“ kann man sich dazu entscheiden, die innere Lebensfreude keiner Diagnose unterzuordnen. Man kann sich immer neue Möglichkeiten erschaffen. Die Beispiele von Spontanheilungen sind ohne Zahl: Und jede einzelne ist ein Signal der Hoffnung!

Je mehr ein Mensch erkennt, umso mehr formt er sein Bewusstsein. Seine Sichtweise verändert sich, und immer öfter entdeckt er Spuren von Vollkommenheit. Auch wenn ihm Reibereien und Disharmonie begegnen, weiß er ganz tief in sich, dass es letztlich nur die Vollkommenheit gibt.

Es stellt sich hier natürlich die Frage, ob man eben deshalb eine Krankheit anzieht oder von sich fernhält. Krankheiten sind häufig ein überaus wirksames Signal, um zu begreifen, wie ausgesprochen individuell und persönlich sich die Evolution des Bewusstseins vollzieht. Jeder Mensch wird mit genau der Energie konfrontiert, die er für sein Erkennen und Wachstum benötigt: Das kann auch die Lektion einer Krankheit sein. Bei anderen kann es sich dagegen um finanzielle, existenzielle oder partnerschaftliche Krisen handeln. Die Anziehungskraft, die eigene geistige Magnetkraft, zieht das an, was benötigt wird, um eine innere Ganzheit entstehen zu lassen. Diese Einheit wird gesucht durch die Lebensenergie in einem selbst. Sie sucht und entscheidet, wann und wo im Spiel mit dem äußeren Leben die Einheit ihre nächste Chance bekommt.

Ein wichtiger Teil dieser Energie sind eigene Impulse und Gedanken. Die inneren Bilder sind ein entscheidender Faktor für die von der Magnetkraft angezogenen Herausforderungen. Deshalb sollte man Probleme und Krankheiten nie negativ bewerten, sondern als Teil der Suche nach dem Ich achten und wertschätzen. Eine Krankheit kann man sogar als Geschenk bezeichnen, weil sie einen zu sich selbst führt. Man muss sich nur einmal Kinder anschauen, die mit einer scheinbar unheilbaren Krankheit konfrontiert sind. Sie erscheinen oft so klar und wissend, weil sie dadurch in ein Erwachen ihres Bewusstseins gekommen sind. Sie leiden häufig nicht, weil sie sich erkannt haben.

Das heilende Bewusstsein weiß das. Es weiß, dass das Erkennen der Weg der Heilung ist. Bei jedem verläuft dieser Weg anders, denn jeder beschreitet ihn mit anderer Geschwindigkeit und Zielstrebigkeit und mit anderen Erfahrungen. Das, was man im Allgemeinen als Heilung bezeichnet, ist eine individuelle Bewusstseinswandlung. Diese sieht man heute in allen Aspekten des Lebens. Das Bewusstsein wandelt sich vom reinen Überleben hin zum Verstehen und zum Erfassen feinstofflicherer, man könnte sagen engelhafter Ebenen. Das Bewusstsein wandelt sich so vom allgemeinen Durchschnitt hin zur individuellen Verwirklichung. Alle Lebensbereiche ändern sich dadurch, sei es Ernährung, körperliches Wohlbefinden, Finanzen oder die ökologische Einstellung – alte Formen bekommen ein neues Gesicht.

Diese Wandlung erfordert manchmal mehr, manchmal weniger Impulse von außen. Jeder Mensch ist auf der feineren und höheren Ebene vollkommen. Diese Ebene der Synthese von mentalen und spirituellen Qualitäten kann man durchaus als eine „engelhafte" bezeichnen, weil sich die feineren Aspekte des Menschen hier am stärksten kristallisieren. Wessen Bewusstsein noch nicht voll auf dieser Ebene angekommen ist, der lebt in einer dichteren Wirklichkeit. Er ist oft im Körperlichen, im Materiellen verhaftet, was jedoch stets Chancen für das Wachsen und Erkennen bietet. Viren, Bakterien und stark physiologisch ausgeprägte Krankheiten sind gewissermaßen Impulse für den Menschen, um aus der dichteren Ebene herauszufinden, hinein in eine feinstofflichere. Aus dem Nicht-Wissen ins Wissen zu kommen – ist reine Erfüllung und Glückseligkeit. Das Nicht-Wissen erzeugt scheinbar unheilbare Krankheiten – und lernt durch sie: „Ich sehe, warum mir etwas begegnet, deshalb bin ich beides – Nicht-Wissen und Wissen!"

Wer bewusst ist, wird nicht krank! Ein Mensch wird nicht krank, um zu leiden, sondern um zu *erkennen!* Das ist ein gewaltiger qualitativer Unterschied, ein immenser Fortschritt für das Bewusstsein! Jede Krankheit bringt eine bestimmte Schwingung mit sich; und bestimmte Handlungen haben diese Schwingung produziert. Dies löst eine Schwächung des Körpers aus, die zu einem Konflikt führen kann. Der Konflikt zwischen Wissen und Nicht-Wissen meldet sich durch den Körper. Wenn es keinen Konflikt mehr gäbe – was sicher eine Vision für die Zukunft beinhaltet – dann entfiele die Notwendigkeit für das „Signal Krankheit"! Der Körper wirkt als Vermittler und sagt: „Du hast das Bewusste in Dir in Unbewusstes verwandelt und mich darin erstarren lassen. Wache auf und werde Dir wieder bewusst!" Das Bewusstsein setzt den Körper als Vermittler ein. Es ist, das muss hier immer wieder betont werden, das Ergebnis eines langen (kosmischen) Prozesses, der vermutlich auch nicht in einigen wenigen Jahren umkehrbar sein wird – wobei sich zurzeit Prozesse ungeheuer beschleunigen und Vorhersagen unzuverlässig sind.

Wenn das erwachende Bewusstsein zu wahrer Heilung führt, ist die Frage berechtigt, ob Medikamente in diesem Prozess der Heilung noch eine Rolle spielen. Die Erfindung des synthetischen Antibiotikums war in der pharmakologischen Medizin eine Revolution. Doch wirkliche HEILUNG meint etwas anderes als die Wiederherstellung eines symptomfreien Zustandes. Das Bewusstsein wirkt auf einer gänzlich anderen Ebene als ein Antibiotikum. Das Antibiotikum bekämpft, das Bewusstsein fördert. Wo unachtsam zu viel eines Antibiotikums eingesetzt wird, können lebensförderliche Prozesse unterbrochen werden oder auch mögliche Resistenzen sich entwickeln. Es kann, richtig eingesetzt, durchaus auf physischer Ebene heilen, nicht umsonst haben auch Pflanzen antibiotische Eigenschaften; aber tiefgreifend und vor allem nachhaltig ist Heilung nur dann, wenn sie aus dem Bewusstsein kommt.

So können achtsame Dosen eines Arzneimittels optimal unterstützt werden, wenn man als Patient bewusst mitarbeitet und nicht die ganze Arbeit dem Medikament überlässt. Eine Arznei kann eine Reaktion auf eine Krankheit sein, manchmal sogar eine not-wendige, sie ist aber nie die Lösung im tiefsten Sinne. Sie ist der Antipode für das Bakterium – auf der materiellen Ebene von Ursache und Wirkung. Aus dieser Polarität, wenn sie denn erkannt wird, vermag das Bewusstsein wahre Heilung herbeizuführen. Nur wer das gesamte Geschehen erkennt, kann sich wirklich bleibend heilen. Andernfalls erfolgt nur eine Verschiebung oder Verlagerung von Symptomen.

Hier soll keine fanatische Position vertreten werden, wonach Medikamente unbedingt zu vermeiden seien. Es ist aber empfehlenswert, auch bei ihrem Einsatz die achtsame Mitte zu wahren. Wer in einer bestimmten Krankheitssituation nicht auf ein Medikament angewiesen ist, kann die angeborene Intelligenz des Körpers nutzen. Es gibt jedoch Situationen, wo es sich nicht vermeiden lässt, ein bestimmtes Arzneimittel, vielleicht sogar ein Antibiotikum, zu nehmen, weil es möglicherweise lebensrettend ist. Sich gegen etwas zu wehren, bedeutet zumeist auch, einen neuen Gegenpol zu schaffen und dadurch in der dichteren Ebene zu verweilen. Ein Arzneimittel bewusst anzunehmen, es kurz in der Hand zu halten und das eigene Bewusstsein darauf einzustimmen, verändert bereits seine Qualität und die Gesamtsituation – es wird die Aufmerksamkeit auf die Energie gerichtet, die für die Genesung heilsam ist. Es ist ein bewusster Umgang auch mit den Hilfsmitteln, der ebenfalls dem Erkennen dient und nicht ein Überspielen wertvoller Informationen auslöst.

Ein sorgfältig und bewusst gewähltes Medikament steht im Prinzip auf derselben Helfer-Ebene wie der Heiler. Wahre Heilung geschieht in letzter Konsequenz ohne Heiler; daher nimmt das Medikament gewissermaßen die Rolle des Impulsgebers ein, die sonst dem Heiler zukommt. Man könnte daher sagen, dass ein Heil-Mittel eine Brücke zwischen der Krankheit und dem Patienten errichtet, während ein Heiler jene Energie im Klienten (Patienten) erweckt, die dessen Bewusstsein aktiviert. Der Mensch kann sich am besten und am nachhaltigsten selber heilen – durch sein Bewusstsein.

Dieser Heilungsprozess erweckt ein enormes Potenzial unterschiedlichster Möglichkeiten; doch nur der jeweils Betroffene besitzt die Macht und die Fähigkeit, aus diesen die beste für sich auszuwählen. Dabei macht es keinen

Unterschied, ob man sich für einen schulmedizinischen oder für einen alternativen Weg entscheidet, solange man in Einklang mit sich selbst bleibt und nach seinem „Ich bin“ handelt. Das erfordert natürlich im alltäglichen Leben die Fähigkeit, sich entscheiden zu können. Jeder Mensch steht täglich vor solchen Entscheidungen, wobei die Lösung dabei immer auf dem Weg liegt, den man betritt. Das Entscheidende ist, seinen eigenen PFAD zu betreten. Richtig oder falsch gibt es in diesem Zusammenhang nicht, weil es keinen „objektiven Pfad“ gibt. Es existiert nur der eigene, ganz einmalige und einzigartige Weg – der Weg des persönlichen inneren Wachstums. Das ist der Weg wahrer Heilung.

Eine solche Erfahrung hatte auch Ulrike gemacht, als sie sich nach einer Brustkrebsoperation für die anschließende Therapie entscheiden sollte. Mit ihrem Onkologen hatte sie sich die medizinischen Möglichkeiten angeschaut, mit ihrem Homöopathen über die alternativen Methoden gesprochen. Sie ernährte sich schon lange Zeit vegetarisch, besaß große Sympathien für alles „Alternative“. Sie wollte keine Chemotherapie und hatte sehr eifrig alles studiert, was alternative Heilverfahren vorschlugen. Sie musste also eine sehr schwierige Entscheidung treffen, wobei sie ganz genau wusste, dass es nicht genügen würde, sich „nur“ nach dem Herzen zu entscheiden. Die innere Weisheit war gefragt.

Zuerst sammelte sie alle möglichen Informationen aus ihrer Umgebung. Sie sprach offen mit ihrer Familie und ihren Freunden. Doch ihre Entscheidung musste sie selbst treffen. Sie entschied sich letztendlich dafür, ihrer inneren Stimme zu vertrauen. Diese zog Ulrike wie eine Magnetkraft zum nächsten wichtigen Schritt, der ihrer Entwicklung entsprach. Sie wählte einen Behandlungsweg aus der Alternativmedizin. Ulrike war voller Hingabe und absolut im Reinen mit sich. Ihre Hingabe und ihr Vertrauen haben sie letztlich geheilt. Ihre Krankheit hat Ulrike besiegt, weil die Liebe alles besiegt!

Durch Achtsamkeit öffnet sich eine Tür zum heilenden Bewusstsein. Die Achtsamkeit weiß – und zwar durch inneres Wach-Sein. Durch sie kann man ein Geschehen oder einen Zustand in seiner Ganzheit wahrnehmen. Man achtet auf das, was gerade geschieht – nicht aus Angst oder Sorge heraus, sondern aus Interesse, mehr zu verstehen und mehr wahrnehmen zu können. Wer auf die eigenen Empfindungen achtet, gewinnt eine gesunde Selbstbeherrschung. Ein Geschehen, das in vielen Fällen mit einer großen Dankbarkeit für das Erkannte oder Erschaute einhergeht.

Konzentration ist immer eine intellektuelle Fähigkeit, Achtsamkeit dagegen öffnet die Tore der Wahrnehmung. Beim Fokussieren auf ein bestimmtes Ziel ermöglicht sie es, eine Fülle an Eindrücken aufzunehmen und neue Zusammenhänge zu entdecken. Achtsamkeit ist eine Eigenschaft der Seele. Man sollte sie sorgfältig üben, denn im alltäglichen Leben wird sie schnell durch äußere Einflüsse zerstreut. Eine tägliche kurze Übung macht schon viel aus. Es ist wie beim Sport: Man muss auch trainieren. Es ist eine Herausforderung, aber auch ein Weg, den man sich entschieden hat, immer weiter zu gehen.

Nicht anders verhält es sich mit dem Bewusstsein: Man wählt, bewusst zu sein, bewusst zu leben, bewusst das Leben anzunehmen. Dann übt und trainiert man jeden Tag, um bewusst und achtsam seinen Weg zu gehen.

Ein wichtiger Teil des täglichen Übens ist es, die eigenen Gedanken zu beobachten und achtsam damit umzugehen. Gedanken sind wie ein Echo – das Universum hört zu und reagiert. Alles, was man aussendet, strahlt wieder zurück. Diese Schwingung wartet nicht, sie zeigt sich unmittelbar, ob man es bewusst wahrnimmt oder nicht. Es ist nicht immer leicht, diese Wachheit im Alltag zu verwirklichen. Je mehr man lernt, mit diesen Schwingungen bewusst umzugehen, umso eher kommt eine klare geistige Kraft zurück und erhöht die innere feinstoffliche Energie.

In die Gedanken fließen auch Bindungen mit ein. Jeder Gedanke hat eine Folge. Wenn sich ein Mensch während einer Krankheit nur mit negativen Gedanken beschäftigt, können diese Gedanken natürlich nicht als heilende Schwingung zurückkommen. Wer bewusst ist, ist nicht krank! Dieser Aussage kommt damit eine noch tiefere

Bedeutung zu. Man könnte auch sagen, wer achtsam mit den eigenen Gedanken umgehen kann, der macht sich nicht krank. Das heilende Bewusstsein kennt nur die Einheit, in der auch das Nicht-Wissen, die Sorgen und Ängste ihren Platz haben, genauso wie Liebe, Achtsamkeit, Hoffnung und Zärtlichkeit zu sich selbst. Das Bewusstsein entscheidet sich letztendlich immer für die Liebe. Es sendet die Liebe aus und bekommt sie als heilende Kraft zurück. Wenn trotzdem manchmal die Sorgen überwiegen, erschaut man die Liebe dann wieder, wenn man die Sorgen überwunden hat. Man sucht erst dann nach der Liebe in sich, wenn man sie erkannt hat. Das heilende Bewusstsein hat erkannt und bedarf keiner Bindungen im Äußeren mehr durch Gedanken. Es liebt und nimmt an, was ist.

Wenn ein kranker Mensch nur mit negativen Gedanken über seinen Zustand lebt, erwartet er von der Umgebung – ob nun absichtlich oder unbewusst – dass seine schwierige Lage mit Fürsorge, Respekt und guter Pflege geachtet wird. Er erwartet diese Qualitäten von außen, denn er erkennt sie nicht in seiner Seele. Er weiß gar nicht, dass er diese längst in sich trägt, und zwar durch sein heilendes Bewusstsein. Wenn er es noch nicht erkannt hat, bindet er sich durch seine Gedanken, Erwartungen und Ansprüche an die Umgebung. Seine negativen Gedanken über die Krankheit, seine Erwartungen und Ansprüche kosten die Umgebung viel Energie, und er bekommt die Schwingung zurück, die er ausgesandt hat. Achtsamkeit und Liebe zu sich selbst hingegen ziehen Fürsorge und Liebe an. Das heilende Bewusstsein kennt nur diesen Zustand, den Zustand der Liebe. Das Nicht-Wissen in einem selbst, die ängstlichen und hoffnungslosen Gedanken sowie alle Befürchtungen und Sorgen, möchten geliebt werden. Sie sind unschuldig, sie sehnen sich nach Anerkennung und Liebe. Deswegen besteht der Weg darin, nach innen zu gehen und in sich die Teile zu suchen, die noch nach Liebe verlangen. Wenn man diesen Weg nach innen geht, öffnet man sich für die Liebe und für die Selbstannahme. „Ich nehme mich so an, wie ich bin!" Das trägt eine heilende Schwingung in sich, die nicht bindet, nicht bewertet und nichts erwartet. Es ist der Zustand der Liebe – und der heilt.

In der Liebe gibt es keine Trennung. Wenn ein Mensch sich liebt, wie er ist, weil er beide Seiten in sich erkannt hat, dann existiert auch kein Schmerz mehr. Der Schmerz entsteht erst, wenn Trennung vorhanden ist. Eine Krankheit, die aus dem Persönlichkeitsbewusstsein heraus, aus der Sicht des Egos, bewertet wird, stellt immer eine Trennung dar, das alte Spiel zwischen Opfer und Täter. Wenn ein Mensch aus seinem wahren „Ich bin"-Bewusstsein heraus die Situation betrachtet, verändert sich seine Sicht auf das Geschehen, und diese Umkehr lässt die Heilung zu.

In der modernen Gesellschaft hat die Präventivmedizin eine wichtige Stellung inne. Auch diese kann man als Aspekt der Achtsamkeit zu sich selbst bezeichnen. Das Problem dabei ist, dass nicht jedes Signal des Körpers auch eine Krankheit sein muss. Durch präventive Untersuchungen hingegen will man „das Schlimmste" ausschließen oder von Beginn an verhindern. Es geht dabei um das medizinische Erkennen, das nur ein kleiner Teil des Ganzen ist. Heute leiden viele Menschen unter heftigen körperlichen Symptomen, die auf eine Krankheit hinweisen. Trotzdem kann sich bei einer ärztlichen Untersuchung zeigen, dass nichts Konkretes diagnostiziert werden kann. Nicht immer kann der Arzt eine klare Diagnose erstellen und einen Impuls zur Heilung geben.

Mirjam war eine solche Patientin. Drei Wochen litt sie unter Bauchschmerzen. Nachts konnte sie nicht schlafen, tagsüber hatte sie das Gefühl, sie müsse sich ständig übergeben. Als sie eine Schwangerschaft ausgeschlossen hatte, war sie ziemlich ratlos. Ein Besuch beim Hausarzt sowie verschiedene Labortests ergaben keinerlei Hinweise. Keine klare Diagnose, alle Blutwerte waren in Ordnung; und auch eine Magenspiegelung brachte keine Ergebnisse. Der verzweifelte Hausarzt empfahl ihr, einmal das Arbeitstempo zu reduzieren. Für die undefinierbaren Bauchschmerzen bekam Mirjam Magentropfen verschrieben, um den Magenschleim zu beruhigen. Sie wollte sich mit diesem

Ergebnis jedoch nicht zufriedengeben. Es war einerseits für sie beruhigend zu wissen, dass keine Magenkrankheit vorlag, andererseits fehlte ihr eine Erklärung für die Schmerzen im Bereich des Solarplexus. Sie war offen für die innere Arbeit an sich, offen für das Zuhören, offen für ihren eigenen Körper. Ihr war klar, dass ihr die Symptome etwas sagen wollten. Jede Krankheit, jedes Signal des Körpers enthält eine spezielle Botschaft und spricht eine eigene Sprache, die nur der Betroffene versteht. Bei jedem Menschen sehen die Signale anders aus und enthalten die „Botschaften" eine andere Nachricht. Was im Allgemeinen unter Bauchschmerzen verstanden wird, ist im Individuellen eine Botschaft aus dem Bewusstsein, ein Impuls aus dem Nicht-Wissen. Dieser bringt den Menschen zum Suchen und dadurch zum Erkennen dessen, woran er hängengeblieben ist, woran er festhält und was er nicht loslassen kann.

Mirjam konnte ihre innere Wahrnehmung, sie sei nicht gut genug, loslassen. Als sie die Bauchschmerzen erneut quälten, stand sie vor dem Abschluss eines wichtigen Projekts, und oft zweifelte sie daran, ob sie ihre Arbeit gut genug ausgeführt hatte. Sie war eigentlich eine gute Architektin, aber starke Zweifel gehörten irgendwie zu ihrer Arbeit dazu. Sie kamen einfach und überwältigten sie. Sie kannte dieses Gefühl schon, und es kam ihr als Teil ihres Lebens inzwischen ganz normal vor. Nach jahrelanger Auseinandersetzung mit diesem Problem setzte sie sich endlich ernsthaft damit auseinander. Sie erkannte schließlich, wie oft sie verkrampft gehandelt und sich unter Druck gesetzt hatte, weil sie glaubte, immer besser sein zu müssen.

Menschen, die unter Allergien leiden, kennen das Wort Achtsamkeit nur allzu gut. Sie sind durch die unangenehmen Symptome, die eine Allergie verursachen kann, praktisch jeden Tag dazu gezwungen, äußerst achtsam zu leben. Das Problem für sie stellt sich nicht als Mangel an Achtsamkeit dar, sondern ihre Herausforderung zeigt sich in jeder Menge verschiedener Erreger in ihrer Umgebung. Ein Allergiker versucht, achtsam mit diesen Erregern umzugehen, damit sich unangenehme körperliche Reaktionen nicht zeigen. Er weiß selber genau, dass dies keine Lösung ist, aber er hat gelernt, mit der Situation umzugehen. Es herrscht das Prinzip Ursache-Wirkung, und diesem ordnet er sein Leben unter. Die Erreger werden bekämpft, obwohl er inzwischen ahnt, dass die Heilung nicht über diesen „Krieg“ erreicht werden kann.

Die 40-jährige Hannah konnte keinen rohen Käse essen, weil sie nach dem Verzehr spätestens zwei Tage später Akne auf der Stirn, dem Kinn und hinter den Ohren bekam. Sie wusste es seit ihrem siebzehnten Lebensjahr und hatte sich damit abgefunden. Ab und zu konnte sie kleine Stückchen Käse essen, aber immer übervorsichtig und im Hinterkopf mit der Frage, was diesmal geschehen würde.

Die Akne-Reaktionen waren nicht immer gleich stark. Wenn sie aber gedacht hatte, ihre Allergie sei vorbei, trat sie wieder massiv auf. So blieb sie einfach achtsam.

Dreiundzwanzig Jahre lang spielte sie mit sich dieses Spiel, bis sie sich selber einmal fragte: „Was geschieht hier eigentlich?" Sie erlebte sich grundsätzlich als gesunden Menschen, und irgendwann wollte sie herausfinden, warum sie immer noch unter dieser Allergie zu leiden hatte. Sie war auch ein spirituell offener Mensch und zeigte sich daher sehr daran interessiert, innerlich zu verstehen, was sich hinter ihrer Allergie verbarg.

Wenn bei einem Mensch einmal die Information „Ich habe eine Allergie" gespeichert ist, reagiert der Körper bei jeder Begegnung mit dem bekannten Erreger allergisch. Ein Betroffener versucht daher aus dieser Erfahrung heraus, jene Situationen zu vermeiden, die zu einem allergischen Konflikt führen könnten. Damit ist die eigentliche Frage aber natürlich nicht beantwortet. Der Mensch kennt zwar seine körperliche Reaktion, aber er versteht nicht, warum sie eintritt. Die Antwort muss anders lauten: Die Ursache liegt nicht beim Erreger, sondern bei der in ihm gespeicherten Information: „Ich habe eine Allergie." Mit dieser Feststellung, die ein Mensch aufgrund langjähriger Erfahrungen trifft, nimmt er zugleich eine „Fest-Legung" vor. Er verfestigt damit das Krankheitsbild, und alles andere, etwa die

Vorstellung von Gesundheit, tritt hinter diese Festlegung zurück. Würde er sich für ein anderes Bild von Gesundheit öffnen, anstatt immer mit der Sorge zu leben, es könne wieder eine allergische Reaktion eintreten, wäre Heilung möglich. Er entwickelt Achtsamkeit der Allergie gegenüber – aber nicht Achtsamkeit gegenüber einer möglichen Heilung.

Der Allergiker nimmt Medikamente, um die Folgen der Allergie unter Kontrolle zu halten. Er hat die Allergie „im Griff". Die Phänomene sind für den Moment zu ertragen. Doch die Information, welche die allergischen Reaktionen auslösen, wirkt weiterhin in ihm. Wenn er, anstatt nur achtsam für diese Reaktionen zu sein, auch wachsam wäre und sich für das heilende Bewusstsein in ihm öffnen würde, könnte er Schritt für Schritt seine alte Prägung, das Nichtwissende in seinem Wesen, erkennen.

Eine Allergie verläuft immer auf ganz individuelle Weise und hängt ausschließlich vom individuellen Bewusstseinszustand ab. Wichtig für ihre Überwindung ist es, dass der Mensch einen Impuls für ihre Heilung in sich verspürt und offen bleibt, um ihre Gründe zu entdecken und alte Muster loszulassen. Nichts zu unternehmen, würde bedeuten, den allergischen Zustand auch weiterhin medikamentös unter Kontrolle zu halten. Aber ist das wirklich eine sinnvolle Alternative?

Schon Allergien bei kleinen Kindern drücken das Nicht-Wissen aus. Gerade bei ihnen ist diese Verbindung zwischen Unschuld und Nicht-Wissen am deutlichsten zu erkennen. Kinder inkarnieren mit einem bestimmten Auftrag und bringen eine Schwingung für ihre Umgebung mit – vorrangig natürlich für ihre Eltern. Allergien bei Kindern stellen eine große Herausforderung dar. Dabei sind es vor allem zwei Aspekte, die es zu beachten gilt: Jedes Kind trägt in sich ein natürliches, eingeborenes Gefühl für die Einheit. Dieses ermöglicht es ihm, seine eigenen Heilungsressourcen einzusetzen – schneller und manchmal sogar effektiver, als dies bei Erwachsenen geschieht. Um dieses natürliche heilende Bewusstsein in einem Kind zu schützen und zu unterstützen, ist es wichtig, dass die Eltern, die Familie oder weitere ihm nahestehende Personen (Ärzte, Heilpraktiker) keinen kontraproduktiven Impuls durch Angst, Ungeduld, Hoffnungslosigkeit oder Zweifel setzen. Wenn das natürliche Gefühl der Einheit und das Vertrauen in einem Kind auf die Hoffnungslosigkeit und das Sorgenfeld in seiner Umgebung stoßen, dann entsteht Spannung. Diese Spannung überschattet in dem Kind das eigene Heilungsfeld. Anstatt sich auf die eigenen inneren Heilungskräfte konzentrieren zu können, muss das Kind – zumeist unbewusst – noch die ängstliche Energie der Umgebung neutralisieren. Es bedürfte stattdessen großer Fürsorge und einer gewissen Offenheit seitens seiner Umgebung. Diese wären hilfreich für seine Heilung. Zudem sollten Erwachsene einen gewissen Respekt für die eingeborene Heilungsintelligenz ihrer Kinder aufbringen.

Wenn man über Bewusstsein spricht, denken viele Menschen auch an Meditation. Im alltäglichen Leben überwiegt meistens das rationale Denken, das man mit verschiedenen Übungen, mit Logik und Mentaltraining schulen kann. Auch Bewusstsein kann man schulen – durch Meditation. Meditation und Kontemplation entwickeln das Bewusstsein.

Meditation ermöglicht es zudem, aus dem Alltag auszusteigen und für eine Weile sich selbst und das Leben aus einer anderen Perspektive zu betrachten. Dieser Perspektivenwechsel ist deshalb so wichtig, weil der Mensch vorrangig immer noch damit beschäftigt ist zu überleben, obwohl er auch andere Aufgaben hat. Außerdem bleibt ihm in seiner hektischen Alltagswirklichkeit nur minimale Zeit zum Reflektieren.

Die Meditation bringt den nötigen Abstand zur materiellen, weltlichen Ebene und schützt den Menschen davor, dass die Materie zu viel Macht über ihn erhält. Erst in Ruhe und Stille kann ein Mensch sehen, was ihm wirklich wichtig ist und ob er danach handelt. Nicht selten ist man überzeugt, dass eine Tätigkeit wichtig und sinnvoll ist, doch wenn man ehrlich und unabgelenkt nach innen blickt, dann ist zu bemerken, welche Illusionen man sich oft aufbaut. Die innere Stille ist heilsam, in ihr können Illusionen durchschaut werden, und gleichzeitig öffnet sie die Türe zum wahren Ich. Wenn die materielle Schicht eines Menschen noch von Illusionen überlagert wird, kann die innere Stille ihm einen Weg zu seinem wahren Potenzial und zum wahren „Ich bin“ zeigen. Die Bindung an die äußere Illusion löst sich durch Authentizität auf. Wahrhaftigkeit und Achtsamkeit durchdringen die Illusion und befreien von Mustern, innerem Druck und seelischer Anspannung.

Viele Menschen meinen, dass Meditation eine knifflige Übung sei, weil sie sich in einem Gedankenkarussell gefangen sehen. Gedanken sind die Bindung nach außen, und sie sind oft widerspenstig, wenn man ihnen keine Beachtung mehr schenkt und nach innen eintauchen will. Es ist manchmal gar nicht so leicht, diese zwei geistigen Aktivitäten – das Denken und die mentale Stille – in sich zu vereinen. Gedanken verschwinden nicht von alleine, man muss sie schon durch den Fokus auf die Stille loslassen. Meditation ist eine mentale Übung. Man sollte geduldig sein und liebevoll. Doch die Mühe lohnt sich, denn die Begegnung mit sich selbst und der Stille – das ist eine viel intensivere Erfahrung als die kreisenden Gedanken.

Meditation schenkt Freiheit und weckt das höhere Bewusstsein. Auch wenn der Mensch im Alltag noch in Begrenzungen lebt, in der Meditation verbindet sich das Bewusstsein mit dem höheren Selbst, mit dem wahren Wesen. Mit der Zeit werden diese tiefgreifenden meditativen Erfahrungen häufiger die alltäglichen Handlungen prägen und aus dem Profanen etwas Heiliges machen. Irgendwann wird dieser intensive Zustand das Profane verdrängen und zur heiligen Normalität werden. Man trifft immer mehr Entscheidungen aus dem Zustand der inneren Wachheit heraus. So wächst die innere Freiheit und die Bindung zu ihr – und auch das prägt das Bewusstsein.

Mark war Bankangestellter und entschied nach einer langen Lebenskrise, sein Leben komplett umzukrempeln und seiner wahren inneren Berufung zu folgen. Malen war schon immer sein Hobby, er hatte schon verschiedene Kunstkurse belegt, und dann kam die Zeit, in der er sein Hobby zur Profession machte. Es war keine leichte Entscheidung, denn sein Job bei der Bank bot ihm eine gewisse Sicherheit, sowohl finanziell als auch sozial. Trotzdem folgte er seinem Gefühl, das ganz tief aus seinem Inneren kam, und er wusste: „Das ist das Richtige für mich."

Die Zwischenphase vom Angestellten zum freien Künstler war eine regelrechte Vertrauensprobe. Viele Freunde und Bekannte bewunderten ihn für seine mutige Entscheidung, andere dagegen brachen deshalb den Kontakt zu ihm ab. Manche beneideten ihn dafür, dass er in der Lage war, über seinen Schatten zu springen. Und doch bemerkte er den Abstand zu seinen Freunden, den diese Entscheidung mit sich brachte. Das machte ihn betroffen, hielt ihn aber nicht von seinem Weg ab. Er schloss sich einer spirituellen Gruppe an, die sich regelmäßig zu Meditationen und Gesprächen traf.

Das schenkte ihm in der Übergangsphase für eine Weile Halt. Es bot sich ihm dadurch die Möglichkeit, seine Werte und Ziele auch für seine Kunst zu reflektieren; und er lernte dadurch, in die Stille zu gehen, sich mit der eigenen Intuition zu verbinden und in Kontakt mit sich selbst zu bleiben.

Die Meditation – eine mentale Stille – ermöglicht es, das eigene Leben in einer Einheit zu sehen und die Sinnhaftigkeit unterschiedlichen Geschehens wahrzunehmen. Wenn man sich auf die Momente der Stille und auf sich selbst einlässt, durchströmen einen eine gewisse Demut und Dankbarkeit dem Leben gegenüber. In der Stille vereinigen sich das Nicht-Wissen und das Wissen in einem selbst; so entsteht eine Ganzheit in der Gegenwart, die über jeglicher Zeit und über allen profanen Handlungen steht. Sämtliche beschwerlichen Begrenzungen und Illusionen fallen weg. In der Begegnung mit der inneren Freiheit empfindet der Mensch eine Leichtigkeit, eine Einfachheit seines Seins.

Danke sagen zu können, zeigt, dass der Mensch den Sinn seines Lebens erkannt hat. Er hat die Liebe erkannt, die ihn immer begleitet, auch wenn er sie nicht immer sieht.

Ein Wort des Dankes wirkt wie ein Radiergummi im Bewusstsein. Es reinigt und öffnet die Wahrnehmung für neue Möglichkeiten. Durch das Erkennen werden alte Muster in einem Sekundenbruchteil ausgelöscht. Alte Rollen, gesellschaftlicher oder familiärer Druck und innere Verspannungen lösen sich auf. Auf der scheinbar leeren Stelle entsteht Freiheit. Das Bewusstsein ist frei und offen für weitere Möglichkeiten und kann aus dieser Freiheit heraus wählen. Dankbarkeit erhebt im Moment den Danksagenden über sich selbst. Sie verbindet ihn mit dem EWIGEN und bewirkt so eine tiefe Heilung. Jeder Moment der Dankbarkeit löst einen Augenblick der STILLE im Universum aus.

In einem „Danke" liegen Erkennen und Annehmen ganz nahe beieinander. Sie sind ein Ausdruck der Anerkennung des Lebens gegenüber sich selbst und der ganzen Schöpfung.

IM GESPRÄCH

F: Kann man Bewusstsein auch schulen?

RB: Natürlich, aber der Gottesfunke sollte besser spontan überspringen. Die Neugierde muss schon da sein. Alles kann geschult werden, aber etwas wirklich zu erlernen, vom Grunde der Intelligenz aus, das benötigt einen inneren Impuls, einen Wunsch, das angestrebte Ziel auch zu verwirklichen. Dabei ist es gut, sich bewusst zu machen, dass es „Fehler“ nicht gibt. Es ist daher keine Notwendigkeit vorhanden, kein Druck da, um sich bewusst zu werden. Erst wo der Wunsch und der Wille vorhanden sind, kann man den Weg der Bewusstwerdung gehen.

Der „Funke“ kann überspringen durch spirituelle Disziplinen, durch Musik, durch Meditation oder durch einen Spaziergang in der Natur. Das muss man nicht begrenzen. Die göttlichen Funken tanzen überall. Es hängt teilweise von der Vergangenheit ab und wie sie einen prägt. Der Funke findet seinen Weg, wenn der Mensch sich dazu bereit erklärt, sich selbst kennen zu lernen. Dann entfaltet sich eine Hingabe an diesen Funken, und es entsteht eine Chance, sich von dem Funken führen zu lassen. Der Funke durchdringt einen im Wesenskern.

F: Die Hingabe führt weg vom Ego in Richtung des göttlichen Selbst.

RB: Es geht um die Hingabe an den Funken und nicht um eine egoistische Vorstellung. Man kann sich nicht vornehmen, sich den Funken aus dem Himalaya mit nach Hause zu holen. Das wäre ein Souvenir an eine schöne Wanderung, aber nicht der Weg zum göttlichen Selbst.

Das eigene „Ich" zu finden – dieser Weg ist nicht im Voraus definiert. Eine Definition erschafft man, sobald man anfängt loszulassen. Manche Menschen definieren diesen Weg über den Namen Gottes, andere nicht. Dabei geht es nicht um äußere Wahrheiten, sondern um das, was man selber für richtig hält, und das definiert sich von dem Augenblick an, wo man anfängt, sich vom Äußeren abzulösen. Nur so geht man den Weg von außen nach innen – zum göttlichen Selbst.

Der Mensch fixiert aber gerne, er möchte vorher festlegen, welcher Weg richtig ist und welcher falsch. Das ist wieder eine Ego-Fixierung – und diese ist niemals frei. Das Bewusstsein hingegen ist total frei und holt einen genau an dem Punkt ab, an dem der Weg ihn treffen kann. Durch das Denken und mit dem Ego wird der Weg nur erschwert.

F: Hängt es auch mit dem Alter zusammen, dass man plötzlich bewusst leben, mehr erkennen und weniger fixieren will, dass man weniger braucht und immer mehr gelassen ist?

RB: Ein Leben allein ist nichts. Der Mensch hat unbegrenzt viele Leben. Gelassenheit hängt nicht mit dem Alter zusammen, sondern mit dem Weg. Der Mensch geht durch viele Leben und viele Wachstumsstufen. Er gehört zur Erde – er ist ein Kind, dann gründet er eine Familie, dann fängt er an sich spirituell zu orientieren. Das ist der Weg, der den Menschen ins Bewusstsein führt. Im nächsten Leben hat er schon etwas erreicht, und er hat einen anderen Anfang, er beginnt höher.

Bei der Zeugung beginnt schon das zuletzt erlebte Bewusstsein den neuen Weg zu erschaffen.

F: Welche Sinnhaftigkeit! Kein Schritt, den man geht, ist umsonst. Manchmal möchte man schneller gehen, mehrere Schritte in kürzerer Zeit schaffen, mehr verlangen.

RB: Der Mensch ist auf dem Weg! Wenn ich dastehe und Großes verlange, dann bin *ich* dumm, nicht der Weg, dem man gerne die Schuld in die Schuhe schiebt. Die Aufgabe ist es, den Weg zu akzeptieren. Der Mensch hat einen Weg zu gehen, und den kann er nicht überspringen. Er kann ihn von Tag zu Tag akzeptieren, immer mehr erkennen und wissen, dass es viele Wege gibt, aber „mein Weg“ zeigt mir das, was für mich wichtig ist.

Es ist ein Pilgerweg. Wenn man den Weg nicht akzeptieren kann, ist es das Ego, was nicht akzeptieren kann. Der Weg ist angezeigt und gegeben. Das zu akzeptieren, verlangt eine gewisse Bescheidenheit. Es ist schon viel, wenn ein Mensch seinen Weg gefunden hat und weiß, wo er beginnt. Das ist schon eine gewisse Erfüllung. Wer mehr will, muss dem Funken folgen; aber geduldig, Schritt für Schritt!

F: Beginnt der Weg mit dem Erkennen: „Ich bin"?

RB: Ja, alles andere ist nur Projektion. Mit dem „Ich bin!" hört die Projektion „Ich brauche Dich!" auf. Das Erkennen des „Ich bin" hat eine sehr hohe Schwingung, dennoch kann es geschehen, dass man durch ein „Du" zur vollkommenen Erleuchtung kommt. Erleuchtung heißt: „Ich erkenne mich!"

F: Wir haben schon über die Auswirkung der Meditation auf das Bewusstsein gesprochen. In der spirituellen Praxis ist es oft üblich, zur Meditation ein Mantra zu singen oder ein Sutra zu rezitieren. Dient das der Unterstützung für die Entwicklung des „Ich bin"?

RB: Wenn man mit dem Sutra einmal über „Mitgefühl" meditiert, ist noch nichts gewonnen. Wenn man es aber jeden Tag wiederholt, entsteht allmählich ein Bewusstsein für Mitgefühl. Dieses kann man in den Alltag integrieren und wird so langsam zum Meister für dasjenige, womit man in der Meditation arbeitet. Dieses verwirklichte Bewusstsein wirkt stärker im Alltag, als es bloße Gedanken über Mitgefühl und Endlichkeit vermögen. Über diesen inneren Prozess wächst ein Mensch.

Es funktioniert natürlich nicht so, dass man einmal pro Jahr meditiert und dann nicht mehr. Es ist ein WEG. Meditieren im Alltag hilft, einen Zustand zu erwecken, in dem man die Liebe in sich erkennt und sich daran anbindet.

F: Sutras sind also mental-geistige Impulse, die eine Auswirkung auf das Bewusstsein haben?

RB: Wenn man meditiert: „Ich liebe, ich vergebe!", dann wird das schon persönlicher. Man bindet sich dadurch an etwas Neues, Positives an, und diese innerliche Anbindung wirkt auf einen selbst zurück.

F: Meditation ist natürlich auch beim Heilungsprozess sehr hilfreich. Es ist dabei nicht selten, dass ihr ein Placebo-Effekt zugeschrieben wird. Sie heilt nicht, wie das umstrittene Placebo, und ihre Auswirkungen sind nicht wissenschaftlich nachweisbar. Das Placebo ist in der Heilung von Krankheiten jedoch schon ein bekanntes und mehr und mehr anerkanntes Phänomen. Es stellt sich dabei eine interessante Frage: Wenn ein Mensch durch den Placebo-Effekt gesund wird, was hat ihn dann krank gemacht?

RB: Es ist alles eine Frage des Bewusstseins. Medikamente auf physischer Ebene, auf der Ebene des Nicht-Wissens, sind notwendig. Das Bewusstsein sucht etwas, und wenn es ein Medikament findet, dann kann es für den Moment helfen, es einzunehmen.

Bleiben wir aber ganz konkret. Wenn ich mir mein Bein breche, kann ich zwar sagen: „Gott, bitte, hilf mir!“ Aber so kann Gott mir nicht helfen. Das meint nur die menschliche Begrenztheit. Mein Wissen ist, solange ich nur bitte, noch begrenzt. Das reicht einfach nicht für eine Heilung.

Ich hatte selber Probleme mit meiner Schulter und musste sie operieren lassen. Wenn mir ein paar Menschen sagen: „Ach, denke an Sai Baba, er wird Dir helfen!“ – so hilft das nicht unbedingt. Ich war sehr im Zwiespalt, sollte ich mich operieren lassen oder nicht. Mein Glaube und mein Denken waren nicht so stark. Ich hatte den Glauben damals noch nicht.

F: Ähnlich wie eine Operation ist ja auch das Antibiotikum in manchen Kreisen umstritten. Kann ein Antibiotikum eine Krankheit heilen? Was ist ein Antibiotikum in seinem Wesen – wirkt es auf der Ebene des Nicht-Wissens?

RB: Das Antibiotikum ist eine Entsprechung zum Nicht-Wissen. Ich bin mir sicher, dass es immer bekannter werden wird, dass zur Heilung einer Krankheit kein Antibiotikum nötig ist. Es hängt immer von der Intelligenz des Einzelnen ab. Solange ein Mensch noch sehr der Materie verhaftet ist, wird ihm das entsprechende Mittel für die Heilung wichtig sein. Wirken kann ein „nichtwissendes Mittel" auf der Ebene des Nicht-Wissens aber durchaus.

In diesen Bereich von Krankheit können allmählich immer feinere Ebenen einfließen. Diese führen dazu, dass man irgendwann bemerkt: „Ich bin ja kerngesund!" Aber, wie schon gesagt, es ist ein langer Weg der Bewusstwerdung.

F: Was sollte man auf diesem Weg zur Bewusstwerdung noch beachten?

RB: Man sagt so oft: „Mir geht´s gut!" Das bedeutet jedoch nicht, dass die Schattenseiten nicht vorhanden wären. Wenn der Mensch sich jeden Tag akzeptiert und so annimmt, wie er ist, erkennt er vieles und verdrängt nicht mehr, was seiner Meinung nach nicht für ihn passt. Es bedeutet, jeden Tag echt und authentisch zu leben. Dadurch erkennt der Mensch, was er loslassen kann und was ihm wichtig ist. Das Bewusstsein löscht Erinnerungen an die Vergangenheit und hält wach für die Gegenwart.

Der Mensch wird bewusst erkennen, dass er nichts und alles ist. Er begreift, dass er ewig ist und kann „Ja!" zum Nicht-Wissen und zur Liebe sagen. Das Bewusstsein ist stärker als das Nicht-Wissen. Das Nicht-Wissen braucht nur die Liebe. Wenn man das begreifen kann, bleibt nur noch ein Wort: „Danke!"

ICH BIN das, was ICH BIN
EINS mit dem universalen Geist
EINS mit der Quelle allen Lebens
ICH BIN EINS mit allen Lebensformen
Und sie sind EINS mit MIR
ICH BIN LIEBE
ICH BIN LEBEN
ICH BIN FRIEDEN
ICH BIN

– Renée Bonanomi –

Die Autorinnen

Renée Bonanomi hat sich, nach einer jahrzehntelangen Arbeit als Heilerin, inzwischen aus der Öffentlichkeit zurückgezogen.

Katarina Michel hat in Bratislava promoviert und mehrere Jahre als Moderatorin im tschechoslowakischen Fernsehen gearbeitet. Anschließend gründete sie in Prag das erste Bach-Center für den Vertrieb der englischen Bach-Blüten und zur Ausbildung von qualifizierten Therapeuten.

Sie lebt heute in München und am Bodensee und leitet ein Zentrum für alternative Heilverfahren.

Katarina Michel veranstaltet Vorträge und Symposien zum Thema „Geistiges Heilen" und „Heilendes Bewusstsein".
www.katarinamichel.com

Warum das Unmögliche doch geschieht

K. u. P. Michel
Spontanheilung
Warum das Unmögliche doch geschieht

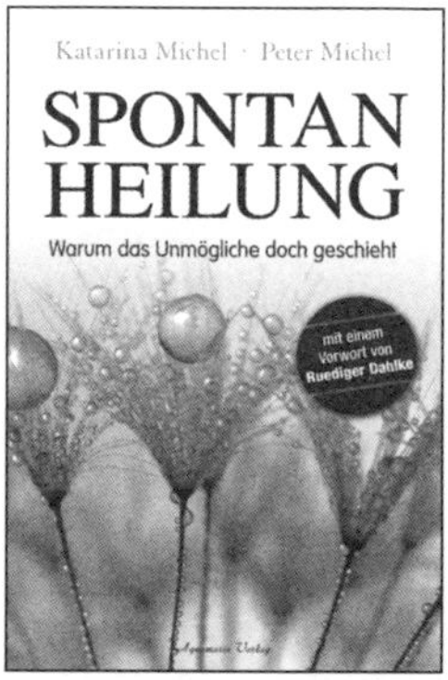

Katarina und Peter Michel zeigen in ihrem Mut machenden und Hoffnung schenkenden Buch auf, dass der „Heilungskosmos“ offensichtlich weitaus größer und mannigfaltiger ist, als das gegenwärtige orthodoxe medizinische Weltbild annimmt. Es geschehen die ungewöhnlichsten Heilungen auf meist völlig unerwartete Weise. In diesem Buch werden zahlreiche Fallbeispiele dokumentiert. Es scheint auch hinter den kaum fassbaren „Wunderheilungen“ eine verborgene Ordnung zu liegen. Ein ermutigendes Werk, das wieder einmal die alte Wahrheit belegt: „Wer nicht an Wunder glaubt, ist kein Realist!“
978-3-89427-673-7, HC

K. u. P. Michel
12 Gesetze der Heilung
Die Hintergründe von Gesundheit und Krankheit

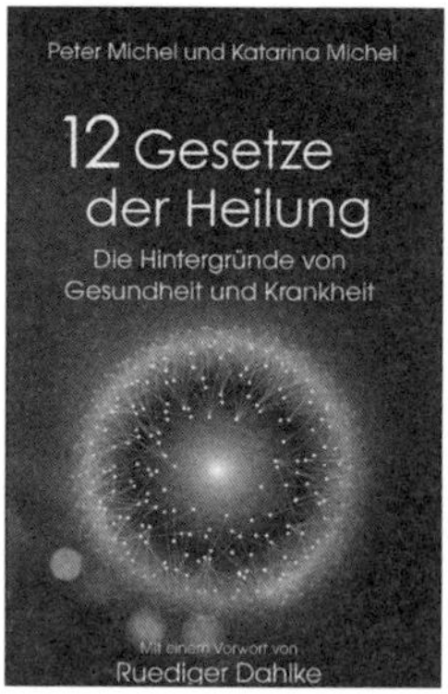

Die „Zwölf Gesetze der Heilung“ stellen keinen „How-to-do-Ratgeber“ dar, sondern behandeln das Wesen von Gesundheit und Krankheit von ihrem Ursprung her. Wer diese „Zwölf Gesetze“ in seinem Leben verwirklicht, wird möglicherweise zu seiner eigenen Überraschung feststellen, dass er keine äußere Behandlung mehr benötigt. Er wird unzweifelhaft erkennen: „Wahre Heilung beginnt im Inneren!“
978-3-89427-920-2, Broschur

Heilung geschieht im jetzt

Wie Heilung ohne Heiler geschieht
Die heilende Kraft des Bewusstseins
Renée Bonanomi
Hrsg. v. Katarina Michel
Nicht der Heiler heilt, sondern die Heilung geschieht durch inneres Erwachen! Ein radikales Buch, das mit vielen Illusionen auf dem Feld des Heilens aufräumt und dem Einzelnen wieder seine Eigenverantwortung zurückgibt.
978-3-89427-636-2, HC

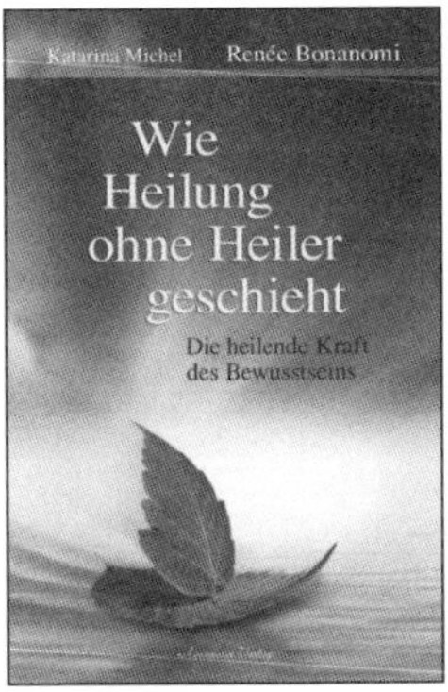

Heilung geschieht im Jetzt
Renée Bonanomi
Hrsg. v. Katarina Michel
Renée Bonanomi zählt zu den Stillen im Lande. Dennoch ist sie im Laufe mehrerer Jahrzehnte zur bedeutendsten geistigen Heilerin der Schweiz geworden, was für ihre außergewöhnlichen Fähigkeiten spricht. Dieses Buch über Geistheilung ist bahnbrechend, weil niemals zuvor mit solch unbestechlicher Klarheit die ewigen GESETZE des Heilens dargelegt wurden.
Kein Heiler darf gegen diese Gesetze verstoßen, andernfalls wird ihm seine Gabe genommen werden.
978-3-89427-594-5, HC

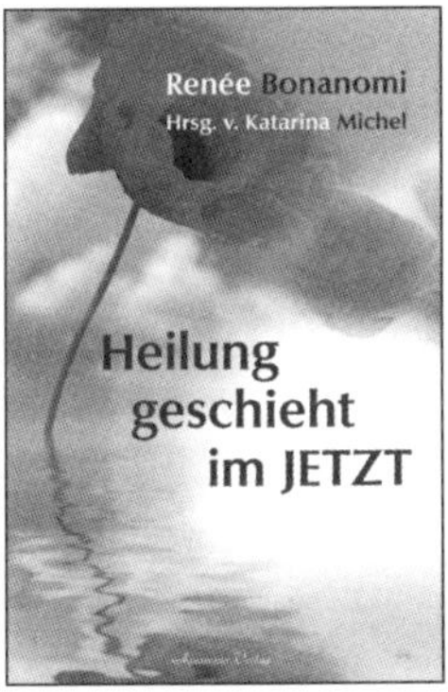

Die Hausapotheke der 25 wichtigsten Naturheilmittel
Katarina Michel
Die sanfte Heilung zahlreicher Alltagskrankheiten mit der Kraft der Naturheilmittel.
978-3-89427-913-4, Broschur

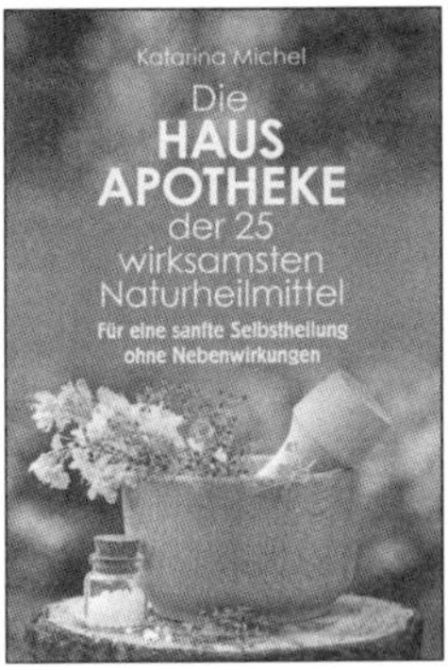